常见病传承老药方丛书

胃肠病传承老药方

WEICHANGBING CHUANCHENG LAOYAOFANG

主　编　蔡向红

中国科学技术出版社

·北　京·

图书在版编目（CIP）数据

胃肠病传承老药方 / 蔡向红主编. -- 北京 ：中国科学技术出版社，
2017.12

（常见病传承老药方丛书）

ISBN 978-7-5046-7670-2

Ⅰ.①胃… Ⅱ.①蔡… Ⅲ.①胃肠病—验方—汇编 Ⅳ.① R289.5

中国版本图书馆 CIP 数据核字 (2017) 第 226373 号

策 划 编 辑	崔晓荣
责 任 编 辑	黄维佳
装 帧 设 计	北京千千墨香文化发展有限公司
责 任 印 制	马宇晨

出　　　版	中国科学技术出版社
发　　　行	中国科学技术出版社发行部
地　　　址	北京市海淀区中关村南大街 16 号
邮　　　编	100081
发 行 电 话	010-62173865
传　　　真	010-62173081
网　　　址	http://www.cspbooks.com.cn

开　　　本	720mm×1000mm　　　1/16
字　　　数	230 千字
印　　　张	16.5
版　　　次	2017 年 12 月第 1 版
印　　　次	2017 年 12 月第 1 次印刷
印　　　刷	北京盛通印刷股份有限公司
书　　　号	ISBN 978-7-5046-7670-2/R·2105
定　　　价	38.00 元

内容提要

  本书精选治疗胃肠病中医药方近200首，是一本具有权威性、科学性、实用性和可操作性的工具书。胃肠病是常见病、多发病，总发病率占人口的20％左右。年龄越大，发病率越高，特别是50岁以上的中老年人更为多见，男性高于女性，如不及时治疗，会长期反复发作给患者带来痛苦。希望本书能成为您居家调养的私人医生和贴心护士，精心呵护您和家人的健康，争取让您对胃肠病做到早发现、早治疗，以减少胃肠病的发生，从而提高生活质量。

《常见病传承老药方丛书》

编委会名单

主　编	蔡向红
副主编	赵国东　吴　凌
编　者	李书明　　　李　达
	李喜军　　　呼宏伟
	孙卫甫　　　孙瑞娟
	尤燕霞　　　关俊如
	刘美如　　　康志广

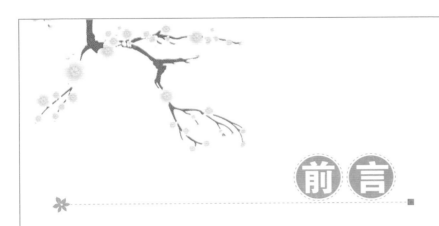

前言

　　民以食为天，胃肠为后天之本。胃肠是人体最大也是最主要的营养基地，它维系着我们正常生理需求，身体中100%的营养都是靠胃肠来消化吸收的。倘若维护不当，胃肠也是人体健康隐患的来源。如果胃肠生病了，长期得不到有效治疗或久治不愈，会引起胃肠黏膜发炎、溃烂、穿孔，甚至癌变。同时，作为常见病、高发病，胃肠病不仅使机体承受痛苦，而且还会在体内堆积毒素，阻断营养吸收，使免疫力下降，造成严重的并发症，如肝胆疾病、贫血、糖尿病、心脑血管疾病、性功能减退等，正可谓"胃肠有病，百病丛生"。

　　胃肠病是常见病多发病，总发病率占人口的20%左右。年龄越大，发病率越高，特别是50岁以上的中老年人更为多见，男性高于女性，如不及时治疗，长期反复发作，极易转化为癌症。

　　中医历来特别重视胃肠病的诊治。认为"胃司受纳脾司运化，一纳一运化生精气"，故脾胃和成为"后天之本"，"气血生化之源"，说明脾胃功能状态对人体健康是至关重要的。在治疗过程中，十分强调保护胃气，调理脾胃，总结出了"脾旺则四季不受邪"，"保住一份胃气，留住一份生机""有胃气则生"等重要治病经验。

　　中医治疗胃肠病以顾护正气、调理脾胃、清肠通腑为要，运用温、清、攻、补法，维持脾胃升降、运化平衡，从而使正存邪去病愈。胃肠病的发生与转归，无不与脾胃相关，正如李东垣云："若胃气本弱，饮食自倍，则脾胃积滞而元气不能充而诸病之所由生也。"又说："诸病由脾胃生。"治疗胃肠病时，必先察脾气的强弱，用药必先顾脾气之盛衰，以调理脾胃阴阳为要。

　　本书精选药方近200首，所选方剂突出两个特点：一是有效。经中医医生临床运用观察，有效率都在80%以上，有的甚至达到100%；二是可验。所选方剂经得起检验，多验多效，常验长效。

　　书中除介绍方剂的药物组成、功效主治、使用要点外，还详尽地阐释了方剂的用药特点和中医理论依据。并着重讲解中医名家独到的学术思想、学术风格和丰富的临床经验，让广大读者和中医爱好者从中获得裨益。

编　者

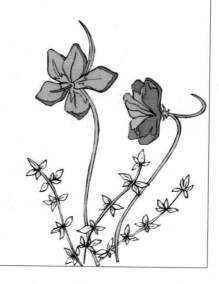

目 录
Contents

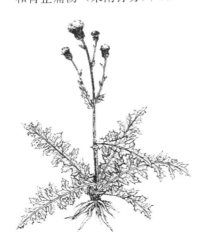

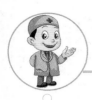

第三章　消化不良

第四章　呃逆

第五章　慢性胃炎

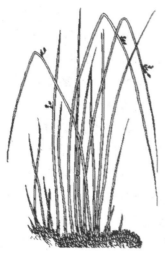

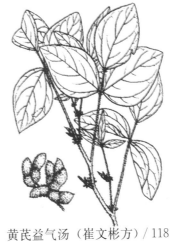

目录

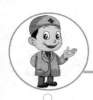

第十章　上消化道出血

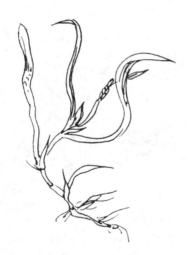

第十一章　急性肠炎

第十二章　溃疡性结肠炎

胃肠病 传承老药方

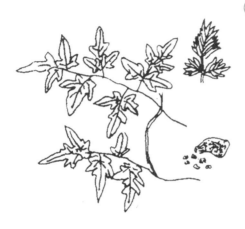
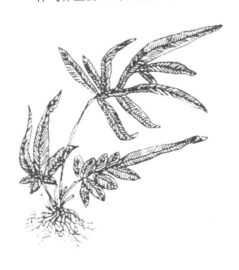

目录

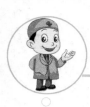

第十六章　直肠脱垂

第十七章　痔疮

胃肠病 传承老药方

第一章 胃脘痛

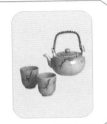

☯ 佛手丸（丁启后方）

【组成】土白术 13g，台党参 13g，炙甘草 13g，广陈皮 13g，广木香 13g，法半夏 13g，云茯苓皮 20g，缩砂仁 6g，旋覆花 13g，生赭石 13g，马尾连 10g，吴茱萸 6g，干百合 28g，台乌药 16g，金铃子 13g，延胡索 13g，炒稻、谷芽各 13g，焦六曲 11g，生枳实 10g，厚朴 13g，大腹皮 13g，炒鸡内金 10g，炒秫米 11g，醋青皮 13g，炒枳壳 13g，火麻仁 18g，佛手片 13g，莱菔子 13g，玫瑰花 10g，代代花 10g，荷梗 4g。

【用法】将药共研细面，炼蜜为丸，每丸重 10g。每日 2～5 次，每次 1 丸，白开水送服。忌辛辣油腻食物。

【功效】疏肝行气，健脾和胃，宽中润肠。适用于胃脘疼痛、痞胀呕恶、纳差便干。

【方解】本方以香砂六君子为主，合旋覆赭石汤、金铃子散、左金丸、平胃散、百合乌药汤等方。更加佛手、代代花、玫瑰花舒气补中。鸡内金、神曲、谷稻芽、莱菔子消食导积。秫米利水化湿。麻仁润肠通便。虽无深意，却亦平妥。

【按语】脾胃之病为一临床常见疾病。其中尤以胃脘疼痛为多。中医治此，确有良效，用药并无神奇，辨证施治就可见效。唯胃脘疼痛，易愈易复，久服汤药，颇为繁琐。笔者乃汇聚古方，而略参己意，配制成丸，名曰"佛手丸"。应用 40 年，治验颇多，尚称满意。此丸治胃脘痛有效，对于一般胃病亦可，盖通治之方也。

滋肝补肾汤（史大卓方）

【组成】沙参 16g，生地黄 20g，麦冬 11g，当归 13g，川楝子 6g，香附 13g，丹参 16g，女贞子 13g，白术 13g，佛手 13g。

【用法】每日 1 剂，水煎服，分 2 次内服。

【功效】清热活血，滋阴疏肝。适用于肝肾阴虚，肝气不疏，兼血热血瘀之胸胁胃脘胀痛。症见咽干口燥，其痛绵绵，或兼泛酸口苦，或腹胀纳差，或阴黄不退，舌红少津，脉细弦等。

【方解】取一贯煎意而拟定。肝、脾病后期，患者阴虚肝郁十分常见，是一个带有共性的证候。古人多以一贯煎为主方，然此方大法虽备，临证多需加减化裁。故用生地黄、麦冬、沙参、女贞子滋肝补肾之阴，性甘平而不滋腻；川楝子、香附、佛手疏肝气之郁而无香燥之弊，且川楝子、佛手又可活血止痛；肝病久郁必犯脾胃，故方中用白术健脾益气，气郁日久必及血分，故用丹参化解血分之瘀。全方具有较强的滋阴疏肝之力，又可清热利湿，健脾益气，适应证颇广。

【加减】大便秘结者加瓜蒌仁、五加皮；胁胀痛按之硬加鳖甲、牡蛎；腹痛加白芍、仙鹤草；血瘀重者加三棱、莪术；有黄疸者加茵陈；胆结石者可加金钱草、鸡内金。

【按语】中医临床常见一些慢性疑难病，有病久肝肾阴虚气郁之证，尤其是像慢性肝炎、乙型肝炎、胆囊炎胆结石、慢性胃炎等疾病，阴虚气郁证更多。多年实践证明，此方疗效比较理想。解郁疏肝，一般多用柴胡，但阴虚者多有虚热，柴胡性升散于虚火不宜，故用川楝子、香附、佛手疏肝而不化燥、不伤阴，且兼清热活血之用，比较适宜。若肾虚症状突出者，菟丝子、沙苑子、山茱萸等品又可酌加。

☯ 香附健胃汤（胡溱魁方）

【组成】砂仁 6g，香附 13g，陈皮 13g，党参 11g，白术 11g，半夏 10g，白芍 11g，山楂 16g，石斛 13g，丹参 16g，三棱 13g，甘草 6g。

【用法】水煎服，每日 1 剂，分 2 次温服。早、晚各 1 次。

【功效】养阴止痛，益气健脾。适用于脾胃气虚阴亏，脾不能运胃不能纳之脘腹隐痛。症见腹胀纳差，喜温喜揉，口干少

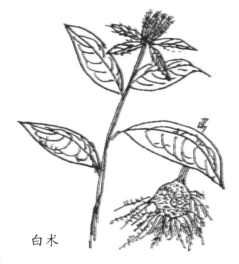

白术

饮、口中乏味，大便时结时溏，舌苔白微腻，脉弦缓或弦细等。

【方解】香附健胃汤是在香砂六君子汤基础上加减而成。方中用党参、白术、甘草健脾益气，作为健运中焦的基础；加香附、砂仁、半夏、陈皮，益气消胀，化湿行痰，以祛脾弱湿聚之痰湿气滞；石斛养胃滋阴；白芍合甘草，酸甘化阴，使阴阳互济，生化有源；丹参、三棱、生山楂化瘀止痛，健胃消积。全方脾胃兼

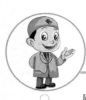

顾，益气又可养阴，行气利湿，兼除痰湿，扶正又可祛邪，补中有健，阴阳两调，刚柔互济，脾胃薄弱者长服可以健脾强胃，故名"健胃汤"。

【加减】有郁热者加黄连、川楝子；寒热错杂者加黄芪、干姜；肝气犯脾克胃者，加莲子、郁金；胃痛较重者加延胡索；食积者加焦三仙；泛酸者去山楂加煅瓦楞子；胃阴亏虚、口干少津者可加乌梅。

【验案】患者，李某，男，67岁，干部。患者胃痛腹胀年余，揉按可减，大便时干时稀，伴口干少饮，食欲缺乏，全身乏力，面色淡白，苔薄黄，脉弦缓。患者曾到多家医院治疗，迭进补中益气、香砂六君、柴胡疏肝诸方不效。经仔细辨析，患者其胃痛腹胀，喜温喜按，全身乏力，面色少华，消瘦，皆脾气虚弱无疑，而口干纳差，少饮，大便时干时稀，苔薄黄等，显然阴亦不足。故拟上方加减，12剂后，诸症大减，连诊4次，服药20余剂，其病竟愈。后遇此类患者属气虚为主兼阴亏者，稍事化裁，疗效甚为满意。

【按语】中医临床脾胃薄弱纳呆失运者，十分常见，气虚者用"四君汤""六君汤"，阴亏者用"益胃汤""麦门冬汤"，此医者常识，大多都是知道的。但笔者经长期临床观察，所谓脾胃气虚、阴虚，只是相对而言，气虚者气虚为主，阴亦不足；阴虚者阴虚为主，气亦有不足。临床阴阳两虚亦甚常见，更有偏脾阴不足，胃阴亦不足者，气阴两虚同时并见等，不得不知。故以香附健胃汤健脾益气祛痰化湿，作为基础；加白芍合甘草、山楂酸甘化阴，以使健脾益气之中兼养脾之阴液，使阳生阴长，生化无穷，此亦符合医圣张景岳"善补阳者，必阴中求阳，则阳得阴助则生化无穷"之意；再加丹参合生山楂、三棱消瘀止痛，气虚阴亏络阻者，用之更好。

健脾和胃冲剂（傅青主方）

【组成】香附 7g，紫苏梗 6g，青皮 6g，川朴花 4g，佛手花 4g，制川大黄 7g，龙葵 16g，黄芩 11g，党参 7g，生白芍 11g，甘草 7g，大枣 11g。

【用法】将上方为 1 料制成冲剂，每包重 20g，每次服 1 包，每日服 3 次。

【功效】理气止痛，健脾和胃。适用于胃脘部痛胀闷嘈之胃窦炎、浅表性胃炎、胃与十二指肠球部溃疡等。

【方解】健脾合胃冲剂方中紫苏梗、香附、青皮、川朴花、佛手花解郁疏肝，芳香健脾，和胃畅中；党参、大枣、甘草性甘温，补脾健胃，益气补阳；黄芩、龙葵祛痰清热，清胃泻火；大黄苦降健胃，祛瘀生新。

【验案】钱某，女，62 岁，退休人员。患者胃痛已有 10 多年之久，做钡餐检查提示为十二脂肠球部溃疡。常感上腹部疼痛且胀，食欲缺乏，一般食后 1 小时左右发作，伴有嘈杂，嗳气，平素时有腰酸乏力、胃脘部怕冷、纳呆等症。脉细弦，苔薄腻。经服和胃冲剂 1 周，症情显著好转，4 周以后胃痛全部消失。

温中散寒汤（张笑梅方）

【组成】白芍 11g，当归 11g，延胡索 13g，五灵脂 13g，乌药 13g，木香 6g，没药 13g，枳壳 13g，槟榔 13g，香附 16g，高良姜 13g。

【用法】每日 1 剂，水煎服，分 2 次温服。早、晚各 1 次。

【功效】调气止痛，温中散寒。适用于胃脘痛。

【验案】孙某，女，33岁，老师，住黑龙江省大庆市某医院。患者：急性上腹痛10天。患者于10天前突然上腹痛，甚为剧烈，急赴市某医院就诊，经体检及化验室诊断，怀疑为急性胃穿孔及胃痉挛，但均未确诊。痛甚时，即注止痛针（哌替啶）暂缓一时，一连5日，日日如此，急转哈尔滨市某医院住院。初步诊断与大庆市某医院相同，增加了胆囊炎、胆蛔虫等项诊断。患者疼痛剧烈，难以支持时，只好注止痛针（哌替啶）或口服止痛药，缓解一时，又接连5天，仍未确诊，病日增剧。现在症状及治疗：上腹部疼痛，痛时辗转反侧，痛苦不已，面色苍白，出冷汗。其痛处之稍偏右，按之更痛，不能食，二便可，脉沉迟，舌苔白，诊断为寒性胃痛，宜和中散寒，调气止痛，以自制温中止痛汤治之。服上方8剂后，诸症皆消。

【按语】疼痛，是一种临床症状，表现在各种各样的疾病中和各个不同阶段里，诊断时抓住部位及共性和特点，依照中医学"辨证求因，审因论治"的原则，分析患者的情况，经过细心观察和触诊，是不难诊断的。中医"痛则不通，通则不痛"，故常用"调气以和血，或调血以和气"的方法治疗。中医治法上逆者使之下行，中结者使之旁达，寒邪而痛者，以温热散之；湿肿强痛者，渗而导之，燥搐挛痛者，滋而润之，泄而痛者韫之，塞而痛者通之，虚而痛者补之，实而痛者泻之，阴阳不和者，调燮之，经络闭塞者，冲和之。其至于疮疡脓胀而痛者开之，肿瘤恶肉侵蚀者去之；劳而痛者逸之，损而痛者续之。就此证来说，痛时面色苍白，脉沉弦，舌苔白，局部抵触，寒证无疑，故用温中止痛汤加味以温中散寒，调气止痛。气滞不舒，脘及两胁和少腹满闷作痛，必须以疏气为急务。当归、白芍活血以解挛急，延胡索、五灵脂破坚温经以止痛，乌药通行上下，槟榔降至高之气以下行，没药活血止痛，木香调气止痛，枳壳宽中下气。汇集多数止痛之品，

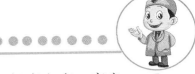

可达到疏通瘀血、条达肝气的目的。气顺血活，何痛之有？高良姜温中止痛力最强，香附解诸郁，为气病之总司，止痛之妙药。

和胃止痛汤（朱南孙方）

【组成】党参16g，柴胡、黄芩、半夏、厚朴、陈皮、苍术各11g，生姜、大枣各13g，甘草6g。

【用法】每日1剂，水煎分2次服。

【功效】和胃止痛，和解表里，祛湿消滞。适用于急性胃炎引起的胃脘痛。

【方解】方中柴胡含α-菠菜甾醇、草醇及柴胡皂苷，另含挥发油等，具有镇痛抗炎作用；黄芩含黄芩苷元、黄芩苷、汉黄芩素、汉黄芩苷、黄芩新素、苯甲酸、β-谷甾醇等。黄芩煎剂在体外有较广的抗菌消炎的作用，还有解热、降低毛细血管通透性的作用。半夏、厚朴、陈皮导积消食；苍术、党参补气健脾；生姜、大枣安神养心；甘草调和诸药。共奏温脾祛寒，消滞止痛之功。

【加减】胃酸多者可加海螵蛸20g，煅瓦楞子16g；脘腹胀甚者可加神曲、川贝母、山楂各16g；脘腹痛甚者可加延胡索11g，木香13g，沉香6g。

【验案】武某，男，工人，29岁。1997年11月16日来医院就诊。患者胃脘疼痛已历半年有余，多因情绪烦恼郁怒或劳累或受寒后发作，做胃镜检查诊为：慢性浅表性胃炎伴糜烂，经西药调治，时解时作，严重影响生活。刻诊：胃脘部隐隐作痛，得食作痛，伴纳食欠馨，嗳气泛酸，神疲乏力，腹部亦有胀气，得矢气可缓减，大便时结时溏，无黑粪，舌苔薄白而腻，脉弦细，证属肝郁脾虚、肝气犯胃，中医治拟健脾疏肝，和胃止痛。遂用上

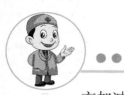

方加减治疗，用药 10 剂，诸症皆消。

和胃止痛胶囊（刘云鹏方）

【组成】砂仁、沉香等量。

【用法】将等量砂仁、沉香共研为末装入胶囊中，每粒约装 0.4g。每次口服 3 粒，每日 3 次，于餐前服用。7 日为 1 个疗程。

【功效】健脾化湿，多种成分温中行气，和胃止痛，消食导滞。适用于胃脘痛。

【方解】方中砂仁含挥发油，油中含有右旋樟脑、乙酸龙脑脂、柠檬烯、橙花叔醇等，并含皂苷，有补中健胃作用，能促进胃液分泌，减少消化道积气；沉香含挥发油，油中成分为苄基丙酮、对甲氧基苄基丙酮等，有促进消化液分泌及胆液分泌等作用。

【验案】孙某，男，41 岁，农民工。1993 年 12 月 16 日来医院就诊。患者上腹部饥饿性疼痛 2 年余。患者 2 年前无明显诱因出现上腹部疼痛，进食后可缓解。半年前到本院消化内科门诊，经胃镜检查确诊为"十二指肠球部溃疡活动期"，经抑酸、解痉、支持治疗等月余，痊愈出院。半个月前因情志不畅致病情复发，特来诊治。刻下胃脘胀痛，牵及两胁，按之不痛，喜温喜暖，伴烦躁易怒，乏力倦怠，纳呆食少，泛酸呕恶。患者：神情疲惫，躁扰不安，形体瘦削，面色萎黄，唇口暗红，舌体胖大，边有齿痕，苔薄腻，黄白相间。服砂沉胶囊 2 个疗程，痊愈出院。

降逆止呕汤（孙永红方）

【组成】干姜、黄芩各 45g，甘草 60g，半夏 100g，黄连 16g，大枣（去核）28g。

【用法】将上药加水至2500ml，浓煎至500ml。每日1剂，分3次口服。

【功效】降逆止呕，和胃益气。适用于胃脘痛。

【方解】方中甘草的根和根茎含甘草甜素及黄酮多种成分，对组胺引起的胃酸分泌过多有较强抑制作用，并有抗酸和缓解胃肠平滑肌痉挛作用；方中干姜含挥发油，油中有姜烯、姜醇、水芹烯、茨烯、柠檬醛、芳樟醇、姜辣素等成分，有镇呕、镇静、镇痛、和胃驱风等作用。半夏、黄连、大枣消炎和胃，安神养生；黄芩降逆止呕。诸药合用，和胃补气，降逆止呕。

【验案】金某，男，55岁。1976年12月6日来医院就诊。患者自述胃痛7年，近1年加重。病初起缘于进食冷食物后，胃内疼痛不适，胃脘隐痛，食欲缺乏，饥不欲食，渐发胃长期痛，不敢进食，食则胃痛难忍。曾自服治胃痛药物，病情时轻时重，变复无常，近一年胃痛日益严重，不敢多食，多食则胃痛难忍，伴全身乏力，但无泛酸，无腹满，口不渴，二便如常，经多方治疗效果不显。胃镜多次检查，均为慢性浅表性胃炎兼胃腺体增生。中医查体：见患者身体瘦弱，面色无华，舌苔白浊而厚，脉弦缓微滑无力，腹部柔软，胃脘部有压痛。诊断与治疗：该患年老体弱，病程长，久病多虚，加之其发病因于进食冷黏食物，伤及胃阳，又兼宿食留滞年久，损及胃阴，故其辨证属于虚中夹滞之胃痛。服上药7剂，诸症皆消。

☯ 人参理中丸（华玉琼方）

【组成】人参、干姜、甘草（炙）、白术各7g。

【用法】将上四味，研末，捣筛，蜜和为丸，如鸡子黄许大，以沸汤数合和一丸，研碎，温服之。白天3次，晚上2次。腹中未热，益至三四丸，然不及汤。汤法：以四味依两数切，用水8L，煮取3L，去渣，温服1L，日3服。服汤后，如食顷，饮热粥1L许，微自温，勿发揭衣被（现代用法：为蜜丸。每日2次，每次7g，白开水送服；或作汤剂，水煎温服）。

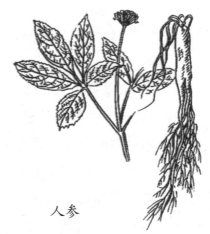

人参

【功效】补气健脾，温中祛寒。适用于脾胃虚寒证。症见脘腹疼痛，喜温喜按，畏寒肢冷，呕吐，自利不渴，不欲饮食，舌淡苔白，脉沉细。

【方解】胃脘痛，系中阳不足，脾虚胃寒，失其运化、升降、统摄之职所致。故治则温中祛寒，补脾益胃，使中土健运，升降复常，统摄有权，诸症可愈。

人参理中丸用辛热之干姜升阳祛寒，以复脾阳为君。若寒伤中焦，必伤脾胃之气，故以人参为臣，补中益气，使气旺阳复。若脾为湿土，血脉不运，易生寒生湿，故又以甘苦温燥之白术，健脾利湿，为佐药。三药一温一补一燥，配伍甚当。炙甘草益气补中，调和诸药，为佐使药。四药合用，共奏活血祛寒，补气健脾之功。使虚寒得去，运化复常，清升浊降，则中焦自治。

【加减】本方是温中健脾的代表方剂，主要适用于运化失司，脾胃虚寒之证。临床以畏寒肢冷，自利不渴，呕吐腹痛，舌淡苔白，脉沉迟为证治要点。

若虚寒甚者，可加附子、绿豆、肉桂以增助阳祛寒之力；兼气滞停饮，可加当归、茯苓以理气化饮；若呕吐重者，去白术、加生姜降逆和胃；心悸者，为寒湿凌心，加茯苓以利湿宁心；阳虚失血者，可用炮姜易干姜，加玉米须、灶心土等以温经止血；小儿慢惊风，可加全蝎、天麻等以息风止痉。

【验案】田某，女，33岁，建筑工人，家住长少市。1997年8月3日来医院就诊。患者胃脘痛3年。3年来时作胃脘痛，经前或遇寒加重，手足凉，多唾，纳眠可，大便干。经期尚准，色稍黑，量多，时间长，经前巅顶作痛。患者诉：本月月经于7月26日来潮，经前胃痛、头痛，吐清水，月经来潮后胃痛、头痛即消失，却现烦躁、腹胀、双乳胀痛等症，月经干净后上述诸症自然消失。月经色暗红，经量适中，舌淡，脉细滑。辨证立法：冲任虚寒，瘀血内阻，治以温经散寒，化瘀止痛。服上方15剂，升降复常，诸症痊愈。

☯ 温中补虚汤（刘云华方）

【组成】人参7g，吴茱萸7g，大枣4枚，生姜切片18g。

【用法】水煎服，每日1剂，早、晚2次分服。

【功效】降逆止呕，温中补虚。适用于食谷欲呕，胃中虚寒，胃脘冷痛，吞酸嘈杂；或厥阴头痛，干呕吐涎沫；或少阴吐利，手足逆冷，烦躁欲死。

【方解】温中补虚汤中吴茱萸性辛苦大热，直入肝胃，温脾暖胃，散寒升阳，和中止呕，为主药。生姜性辛温，暖胃散寒，和中止呕，为呕家之圣药，故重用为辅药，与吴茱萸相配，散寒降浊之功益著。胃脘痛为虚寒之证，又当温补，故佐以人参益气补脾，以复中气使脾升胃降。大枣益气补脾，甘缓和中，既助人参补脾养胃，又制吴茱萸辛热燥烈，用为佐使。四药相合，共奏温中补虚，暖肝和胃，降逆止呕之功，使阴寒去，逆气平，而诸证自除。

【按语】本方为中医适用于中焦虚寒，浊阴上逆之证的常用方。临床表现以呕吐，或干呕吐涎，舌质不红，苔白滑，脉细迟或弦细为证治要点。

对某些呕逆严重者，可采用冷服法或多次少量法，以免格拒不纳。本方药性温热，凡郁热胃痛，热性吞酸及肝阳上亢之头痛等，均应忌用。

胃肠病 传承老药方

第二章
消化性溃疡

       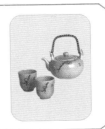

☯ 祛瘀生新胶囊（刘惠民方）

【组成】儿茶、砂仁各 6g，葛根、白及各 16g，煅瓦楞子 28g，海螵蛸 20g，延胡索、白芍、白芷、甘草各 13g，大黄 4g。

【用法】各药研末，过筛，再装入药用胶囊，每粒约 0.5g。温水送服，每次 4 粒，每日 3 次。

【功效】祛瘀生新，制酸止痛。适用于消化性溃疡。

【方解】方中瓦楞子、海螵蛸主含碳酸钙，能抑制胃酸，减轻胃溃疡之疼痛；延胡索含右旋紫碱、原阿片碱、消旋四氢掌叶防己碱、右旋海罂粟碱、去氢紫碱、黄连碱、延胡索丑素等多种生物碱，有镇痛、镇呕作用，能减少胃液分泌，减少胃酸及胃蛋白酶的量。葛根生津消食；白及、儿茶、砂仁、白芍健脾消食；白芷、大黄升阳导滞；甘草调和诸药，益气补脾。

【附记】本方治疗消化性溃疡 66 例，临床治愈 48 例（72.7%），显效 7 例（10.6%），好转 10 例（15.2%），无效 1 例（1.5%），总有效率为 98.5%。

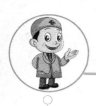

☯ 清胃温脾汤（叶漳深方）

【组成】黄芩 16g，蒲公英 16g，肉桂 6g，丁香 6g，海螵蛸 28g，炙甘草 16g。

【用法】每日 1 剂，水煎服，分 2 次温服。

【功效】寒热并用，清胃温脾。用于急性活动期胃十二指肠溃疡、急性胃炎。此型患者经胃镜观察，表现为胃黏膜水肿、糜烂、充血。临床表现为急性发作性胃部胀痛，嗳气吞酸，痛时四肢不温，纳少，舌苔黄，脉弦细。

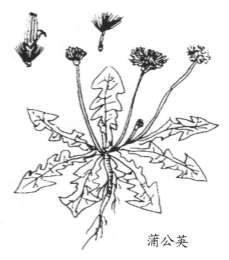

蒲公英

【方解】患者胃部急剧胀痛，胃酸多，舌苔黄，脉弦细为胃经积热邪实之表现。四肢不温，纳少，脉细为脾阳不足，不能充于血脉，达于四肢。以上为脾虚胃实，寒错热杂，脾郁胃滞之脉证。蒲公英性苦寒，解毒清热，活血消肿，解食毒，散气滞。可入阳明经、太阳经，化热毒消肿核。常用于治疗气滞血瘀、热毒较盛的肠痈溃疡等病症。黄芩苦寒，清热化湿。"黄芩主肠澼、泻痢、恶疮、疽蚀、火疡。"疗痰热，胃中热。肉桂性辛温，散寒温阳止痛。现代药理研究：肉桂能扩张血管，使血液循环旺盛。有通经镇痛作用，加快痈疽消散，有助于溃疡的愈合。丁香性辛温，散寒温经，行气消胀，止壅胀风毒诸肿。以上 4 味药，蒲公英配肉桂；黄芩配丁香，一苦一辛，一寒一温，一通一降，共奏辛开苦降，寒热并用，两调脾胃，使脾胃之郁闭得以疏通，疼痛自止。

胃肠病 传承老药方

同时肉桂、丁香之辛温监制黄芩、蒲公英之苦寒败胃或损伤脾阳。蒲公英、黄芩之苦寒，可佐肉桂、丁香之走窜之性耗伤胃阴。甘草甘平，补中缓急，调和诸药。现代药理研究：甘草浸出液能抑制胃酸分泌，加强胃黏膜保护屏障，可止痛止酸。海螵蛸性咸温，止酸、止痛、散结，"止疮多脓汁不燥"，能促进溃疡的愈合。以上诸药共奏苦寒清泻胃热，甘温温补脾阳，寒热并用补脾清胃。虚实兼顾，疏理气机，通则不痛。

【验案】金某，男，23 岁，2009 年 10 月 2 日十二指肠溃疡、胃炎急性发作。患者胃部剧痛，吐酸，嗳气，四肢不温，纳少乏力，脉弦细。大便隐血（＋＋＋＋），曾服西咪替丁等药，疼痛不止。用本方 6 剂痛止，大便隐血转阴。服 30 剂后复查胃镜：溃疡愈合，胃炎消失。

【按语】此方治愈急性活动期消化溃疡多例，均获得较好疗效，且无任何不良反应。

☯ 暖胃温脾汤（蔡小苏方）

【组成】橘红 16g，半夏 16g，茯苓 7g，苍术 23g，厚朴 21g，陈皮 21g，甘草 7g，生姜 18g，乌梅 1 枚。

【用法】水浸泡方药约 30 分钟，然后用大火煎药至沸腾，再以小火煎煮 30 分钟；每日 1 剂，分 3 次温服。6 剂为 1 个疗程，需用药 5～8 个疗程。

【功效】化痰除湿，温暖脾胃。适用于消化性溃疡。

【方解】暖胃温脾汤方中半夏利湿化痰，治胃酸过多，益气和胃。陈皮理气燥湿，醒脾化痰，与半夏相伍，一升一降，调理气机。茯苓健脾利湿，使脾主运化水湿，使痰无从生，并使水湿从

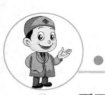
下而去。生姜既能助半夏、陈皮降逆理气，又能助半夏、陈皮和胃养脾，并能解半夏毒性。苍术燥湿醒脾运胃，使脾能运化水湿，使胃活血祛瘀治病以求本。厚朴、橘红理气化湿，助苍术行气燥湿。用乌梅少许，敛阴生津，制约燥湿化痰药不伤阴津。甘草益气，使气能化湿，并调和药性。

【加减】若脾虚者，加白术、茯苓、玉米须以健脾燥湿利湿；若腹痛明显者，加延胡索、丹参以行气活血止痛；若呕吐明显者，加竹茹、代赭石，以重镇降逆止呕；若腹泻明显者，加大腹皮、茯苓，以渗湿利湿。

【验案】李某，女，45岁，工人，1997年5月来医院就诊。

自诉胃部胀痛并嗳气吐酸水2年，1996年6月做钡餐造影检查被诊断为胃溃疡、十二指肠球部溃疡。服用中西药物疗效不佳。现症见胃脘胀痛，按之稍甚，牵及胁肋背部亦痛，中脘嘈杂，食冷即泻，泛酸吐酸，时有嗳气，大便干结，口干喜饮，情绪不佳或劳累、受凉后胃痛加重，舌淡暗尖红，苔薄白稍黄，脉沉缓稍弦。中医辨证属脾胃虚寒，邪热郁阻，肝气横逆，升降失职，胃气失和。服上方30剂后复查：溃疡愈合，胃炎消失。

☯ 护胃止痛散（王丽红方）

【组成】龙骨100g，海螵蛸100g，白及100g，鸡内金100g，生甘草120g，乳香、没药各28g，延胡索100g，生大黄60g。

【用法】将药研为细末。每服4g，日服4次，三餐食前1小时及临睡前各服1次，以少量温开水调成稀糊状吞服。上述剂量为1料，可服2个月左右，为1个疗程。服药期间，忌食生冷酸辣油煎及难消化食物，禁烟酒。主食以面类、粥食为主。

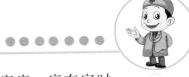

【功效】解嘈止痛，护胃制酸。适用于胃脘疼痛、痛有定时、反复发作、经久不愈、泛吐酸水、嘈杂不舒者。

【方解】护胃止痛散中海螵蛸活血止痛，外用可疗疮疡创伤。龙骨固涩养胃。《本草纲目》谓龙骨能"生肌敛疮"。白及收敛止血，消肿祛瘀。鸡内金护胃健脾，能助消化。甘草益气补脾，护胃止痛。乳香、没药、延胡索活血利气而止痛。大黄苦以坚胃清肠，胃府以通为用。大便溏薄者去大黄。

【加减】胃脘冷痛，得热则舒，食冷加甚者加高良姜80g，吴茱萸80g；胃脘烧灼感，口渴欲饮，舌红者加川黄连100g。

【按语】护胃止痛散是治疗胃溃疡及十二指肠溃疡的经验良方。它不仅能迅速减轻或消除疼痛、吐酸、消化不良等症状，并能使溃疡面很快愈合而得根治。由于病在胃脘又属慢性，需较长时间不间断服药，故以散剂较为合适。溃疡病以疼痛为主要症状。本方止痛主要通过三方面作用：①乳香、没药、延胡索，理气活血，气通血利，通则不痛。且有利于溃疡愈合。②胃酸过多，刺激溃疡面，即感疼痛。海螵蛸、龙骨性收敛，呈碱性（均含碳酸钙、磷酸钙等），有明显的抑酸作用。③生甘草含生胃酮，鸡内金含胃膜素，海、龙二味能生肌敛疮，白及质黏，揉合诸药，成糊状覆盖溃疡面，起保护、修补作用，令其再生。此外本方并能通利大便，增进食欲。

☯ 健脾和胃汤（张晓红方）

【组成】炒白术7g，党参20g，黄芪20g，当归7g，炒白芍20g，丹参20g，延胡索20g，三七粉4g（分冲），白及16g，海螵蛸28g，砂仁7g，鸡内金16g，香附7g，制附片7g，干姜6g，甘草7g。

【用法】水煎服，每日 1 剂，分 2 次温服。早、晚各 1 次。

【功效】温中活血，健脾益气，辅以理气和胃。适用于消化性溃疡。

【方解】健脾和胃汤中党参、白术、黄芪、甘草有益气补中，生血健脾，托里生肌之功。中医药理研究表明，党参、黄芪、甘草具有抗溃疡除酸作用，能改善

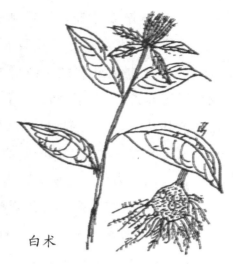

白术

微循环，增加胃黏膜血流，促进溃疡愈合，提高机体抵抗力。白芍、当归、丹参、延胡索等养血活血、化瘀之品，可增加胃黏膜血流，增强溃疡局部营养，起到活血生肌、促使溃疡愈合的作用。祛瘀活血乃治疗本病的重要方法，故方中所用药物较多，配用化瘀止血之三七，可收相得益彰之功。有谓"无酸不成溃疡"，故方中以海螵蛸抑酸止血，中和胃酸，防止氢离子反渗，还对胃黏膜有保护作用。白及可止血生肌，香附、砂仁、鸡内金和胃消食，有调理肠胃蠕动之功。附子、干姜可理气温中散寒止痛。

【加减】若证系胃阴不足，胃脘隐痛伴灼热感，口干口苦，大便秘结，舌红少苔者，可减去温燥之品附子、芫花、干姜、砂仁等，加滋阴养胃之品沙参、百合、石斛各 16g。抗酸药之配伍则要视寒热虚实不同而选择，属虚属寒者可选海螵蛸、煅龙骨、煅牡蛎、甘草等；如寒象重或疼痛明显者，可加重制附片 25g；属实属热者，可选浙贝母、左金丸6～13g（入煎或另吞）。而瓦楞子、鸡蛋壳、海蛤壳等性平之品，属寒属热者均可酌选。对于抗酸药需坚持作为佐使药伍用，因这类药物在抑酸、保护胃黏膜、调整肠胃的运动和分泌等方面，均有协调、促进作用。且泛酸、

吞酸症之有无，并非与胃酸分泌的高低成正比。因此即使无泛酸之症，亦要使用此类药物。大便隐血试验阳性，或呈柏油样便者，可加服白及粉 4g，三七粉 4g，大黄粉 1.5g，混匀调成糊状或装入胶囊，日分 3 次服；亦可单加白及粉 7g，日分 3 次调服；若日久溃疡不愈，时见大便隐血者，可加服白及粉 4g，三七粉 4g，海螵蛸 4g，黄芪粉 4g，混匀调成糊状或装入胶囊。分 3 次吞服。

【按语】消化性溃疡以脾胃虚寒型为主，兼夹气滞、血瘀等证。治疗上，中医多标本兼顾，通补兼施，以健脾益气、温中与活血祛瘀为法，辅以理气和胃，合理抑酸，这是治疗本病的主要原则。再结合偏寒、偏热、偏虚、偏实之不同，随症加减。

☯ 散寒化湿方（陈淑玲方）

【组成】黄芩、蔻仁各 6～7g，黄连 6g，制半夏、茯苓、陈皮、枳实各 7g，厚朴 11g。

【用法】水煎服，分 3 次服，每日 1 剂。饭后服。

【功效】适用于寒热互结、湿热内蕴所致之胃脘痞闷或支撑，口干口苦，心下痞痛，嗳气频作或恶心，食后腹胀，倦怠乏力，纳少乏味，大便不爽或秘结或色黑，小便黄或黄赤，舌红苔白或黄，或厚或腻，脉濡缓或弦滑等，皆可应用本方。西医诊断之消化性溃疡、慢性浅表性胃炎、萎缩性胃炎等呈现上述见

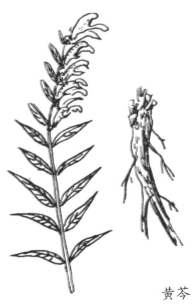

黄芩

症者。

【方解】消化溃疡病因病机多为患者或恣食生冷，或辛辣太过，或饥饱无常，或嗜烟酒成恶癖以致脾失健运则湿困中焦，而胃失阴润必热自中生，故湿热蕴结、寒热错杂之证最易成于胃脘。本方以散寒化湿为大法，旨在清化蕴结于中焦之湿热，以祛除寒热错杂之证。方中黄连、黄芩苦寒清热燥湿（苦降），半夏、蔻仁性辛温，散寒化湿（辛开），一辛一苦，一开一降，则热可泻，可湿能化，寒能散，因而结自开，痞自除。更用枳实、厚朴、陈皮行气破滞，以调理中焦气机，气机得顺，则升者升而降者降，既可祛除痞闷胀满之症，亦可功在气行湿亦行而有益于湿热之清化。茯苓既能健脾又能渗湿，妙在调动脾主运化之功能，以助辛开苦降之力。

【加减】小便短赤者加茵陈 10～16g；舌苔白厚者加苍术、车前子各 7g，或薏苡仁 11g；舌苔白厚腻加藿香、佩兰各 7g；大便不爽者加生大麻仁 3～6g；大便秘结或大便色黑加生大黄 9～11g；湿热蕴结以湿或寒偏重者加重蔻仁至 10g，或加砂仁 8g，减黄芩为 6g；若寒象不显者可去蔻仁改用砂仁 8g，或见中阳不足（舌淡有齿印、苔薄白）加淡干姜 6g，倦怠乏力者加党参、大枣各 7g，纳少乏味者加建曲、山楂各 7g；胃脘疼痛明显者加延胡索、郁金各 7g，伴见肝郁症状者加柴胡或香附 7g，舌红少苔者加沙参、石斛各 9～11g，食后腹胀者加紫苏梗或莱菔子 7g，伴恶心或噫气频作者加生姜 7g。

【按语】中医的辛开苦降一法系张仲景所创，其中又以泻心汤为基本方。该方在《伤寒论》中主要用治脾胃不和、寒热错杂之呕之胃痞；《金匮要略》则以半夏泻心汤治杂病，适用于"呕而肠鸣，心下痞者"。为使用药更为切合病机，给予辛开苦降法以新意，本方中去干姜，改用蔻仁。因干姜温燥之性太烈而不利祛湿，

胃肠病 传承老药方

代之以蔻仁，取其辛开温散且能化湿，既不失干姜辛开温散之用，亦可避免其燥烈不利化湿之弊。用人参、甘草、大枣，意在助辛开苦降之力，然若用治湿热蕴结之胃脘痞满，势必有碍化湿，甚或壅滞脾胃气机，显然与病机相悖，故当去。改为陈皮、厚朴、枳实，既能开结除痞，亦能助湿热之清化，且不失佐助辛开苦降之功（此不用原方之药，而取其立方之意）。消化溃疡之病在脾胃，虽以实邪为主，然实中夹虚乃诸症之所必然，故用茯苓，取其补脾而不滞，且帮助祛湿。

☯ 健脾清幽汤（王贤春方）

【组成】党参 16g，生黄芪 28g，生白术 15～28g，生白芍 13g，槟榔 5～13g，高良姜 5～13g，桂枝 13g，生甘草 13g。

【用法】水煎服，每日 1 剂，分 2 次温服。早、晚各 1 次。

【功效】调和营血，温中健脾，理气消滞，化瘀止痛。适用于消化性溃疡。症见胃痛隐隐，食少便溏，喜暖喜按，遇冷或劳累后易发作或加重；空腹痛甚，得食痛减，食后

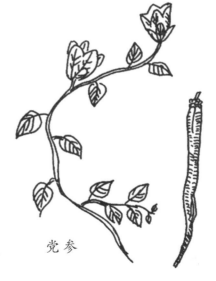

党参

腹胀；舌体胖大，舌质淡嫩，边有齿痕，苔薄白；脉沉细弱或迟。或遇情志不遂胃痛加重，或伴胸胁胀满，呃逆，嗳气；或胃脘满闷，恶心呕吐，嗳腐吞酸，舌苔厚腻；或胃痛持久，夜间痛甚，或见呕血，黑粪，舌质淡暗，或有瘀点、瘀斑。

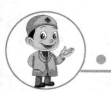

【方解】健脾清幽汤中黄芪性温味甘，入脾、肺两经，补气之中兼有升发阳气、托毒生肌之功，用为君药。党参性甘平，力能养胃补脾，健脾运而不燥，滋胃阴而不湿；白术性甘苦而温，可健脾养胃，散寒湿，止吐泻，与党参共为臣药。白芍性酸苦微寒，功能调脾和胃，以防木旺乘土；桂枝性辛甘而温，与白芍合用可调和营血；高良姜性辛热，专祛脾胃之寒邪，有温中散寒、止痛止呕之效；槟榔辛苦而温，"此药宣行通达，使气可散，血可行，食可消，痰可流，水可化，积可解矣"（《本草汇言》）。以上四味，共为佐药。甘草甘平，一则补中益气，助党参、黄芪、白术之功；二则与白芍合用，可缓急止痛，治脾胃虚寒之脘腹挛急作痛；三则可调和诸药，是为佐使之剂。

【加减】泛酸者，加海螵蛸、肉桂、川贝母；干呕，加半夏或竹茹、生姜；时流唾液，加灶心土。

【验案】汪某，女，14岁，学生，1993年12月15日诊。

自诉胃脘腹痛2年。2年前因不慎多食寒凉之物后半夜呕吐不止，经服用甲氧氯普胺等药呕止，自此后胃部胀痛时作，吃饭后更加难受，食量减少，苔白，脉濡。做胃镜检查诊断为慢性胃炎。辨证属中气受损，气血不畅。遂以上方治疗，5剂后症状大减，6剂后再无复发。

☯ 理气止痛方（王逢春方）

【组成】高良姜6g，干姜炭6g，制附子6g，砂仁4g，蔻仁4g，白檀香6g，代赭石11g（布包），旋覆花6g（布包），姜厚朴6g，刀豆子11g，野白术13g，米党参13g，炙甘草4g。

【用法】水煎服，每日1剂，分2次温服。早、晚各1次。

【功效】理气止痛，温中散寒。适用于消化性溃疡。

【方解】理气止痛方中干姜、高良姜、附子性大辛大热之品，可暖胃散寒；代赭石、厚朴、刀豆子、旋覆花降胃气而止呃逆；砂仁、白术、蔻仁、白檀香性辛香走窜，健脾温中，止痛理气；病久多虚，故用党参、炙甘草顾护脾胃之气。投之诸药，使胃中寒滞得散，气机和降，疼痛自止，病则渐愈。

【验案】崔某，男，55岁。患者诉胃脘痛10余年之久，饮食失调或遇凉、饥饿则发作，反复无常，得食稍缓。平素喜热饮，经当地市立三院检查，诊断为消化性溃疡病。3天前，不慎于食，又复感寒，以致引发旧疾，有时食后欲呕，嘈杂不适，脘痛不休，嗳气频频，泛酸，热敷减轻，但不能止，影响睡眠，身倦少力，大便微溏，舌苔薄白，脉沉细。胃阳久虚，寒滞阻于中宫，胃气不得和降。宜用温中，散寒，理气以治。故投之以原方。服药5剂，1周未发疼痛，食量稍加，但有时仍觉胃脘不适，大便日1次。原方加减，处以下方：制附片13g，党参11g，茯苓块13g，干姜炭6g，砂仁4g，代赭石11g（布包），旋覆花6g（布包），高良姜6g，蔻仁4g，野白术13g，陈皮炭16g，川厚朴6g，炙甘草6g。另加丁香、檀香各1.8g，研极细粉，分2次冲服。3个月随访，未见复发。

【按语】中医认为消化性溃疡易见寒象，如胃脘冷痛，畏食冷物，后背自觉寒凉，遇寒则引发胃胀疼痛。治则温药和之，用辛开温散之法。

☯ 清胃活血汤（许润之方）

【组成】黄芩13g，柴胡13g，百合16g（体虚者用28g），丹参 16g，乌药 13g，川楝子 13g，郁金 13g。

【用法】每日 1 剂，水煎服，分 2 次温服。早、晚各 1 次。

【功效】清胃活血，疏肝理气。适用于消化性溃疡。

【验案】宋某，40 岁，长沙人，工人，1978 年 1 月 12 日来医院就诊。患者因受凉上腹部疼痛反复发作 12 年，伴呕吐、呃气，经治疗稍得缓解，但仍反复发作。曾在长沙市某医院钡餐 X 线摄片和胃镜检查，诊断为十二

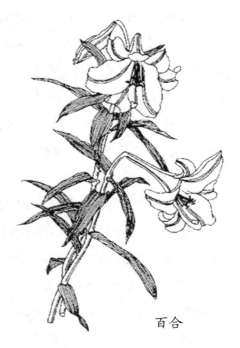

百合

指肠球部溃疡、浅表性胃窦炎。近 5 个月以来，胃痛加重，尤以饭后和夜间明显，疼痛牵及背部，食欲缺乏，睡眠不安，吞酸嗳腐，多次服用抗酸药，痛无明显减轻，而来就诊。患者面色少华，语懒神疲，上腹部轻压痛。舌淡红、苔薄黄，脉沉小弦。用肝胃百合汤加减治之，原方加乌贼骨 13g，九香虫 4g。服药 4 剂后，疼痛明显减轻，泛酸已止，睡眠转安。上方去九香虫、乌贼骨，加明党参 11g，白芍 16g，甘草 13g。继服 20 剂。钡餐 X 线摄片复查报告：十二指肠球部壁龛已修复。6 个月后随访，病情未见复发，照常工作。

【按语】中医在论治胃脘痛的"百合汤"时指出："久病原来郁气凝，若投辛热痛频增。"名医夏应堂在论"胃病治肝本是成法"之后谓："但治肝应知肝为刚脏，内寄风火，若一味刚燥理气，则肝木愈横，胃更受伤矣"，实属经验之谈。香燥理气之品，有耗气伤阴之弊，伤肝碍胃。本方取性辛之柴胡，微凉之郁金，

性寒之川楝子，微温之乌药以疏肝解郁、和胃理气。久病入络，气滞血瘀，络损血伤，故用丹参、郁金以活血通络，生新祛瘀。气郁久之化火，血瘀久之生热，故又取黄芩以清肝胃之热。久病致虚，当以补之，但温补则滞胃，滋腻之药又碍脾，故重用百合、丹参清轻平补之品，以益气调中、生血、养阴。本方既入脾胃，又走肝经。多方协调，不燥不腻，疏理调补，标本兼顾，不仅缓解病情较快，而且宜于久服，从而达到根治的目的。

☯ 理气建中汤（李玉奇方）

【组成】白芍 16g，桂枝 13g，炙甘草 6g，生姜 6g，吴茱萸 4g，大枣 5 枚，饴糖（分冲）60g。

【用法】水煎服，每 1 日 1 剂，分 2 次内服。早、晚各 1 次。

【功效】缓中补虚，散寒理气。适用于消化性溃疡。症见胃脘隐隐作痛，喜温喜按，形寒倦怠，少气懒言，绵绵不休，得食稍减，身体消瘦，面色少华。舌淡、苔白，脉涩而微弦。

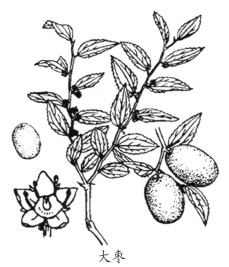

大枣

【方解】理气健中汤方为桂枝汤倍芍药重用饴糖而成，方以桂枝、生姜性辛温通阳，白芍、饴糖酸甘化阴，大枣、甘草暖中补虚，这样可建中补气，调和阴阳，使中气得以四运，俾阴阳得以协调，寒热错杂诸症亦随之而解。中医指尤在泾谓："欲求阴阳之和春必求于中气，求中气之立者，必以建中也。"加吴茱萸温胃散寒止痛，如李东垣所言"心下痛须用吴茱萸"。

【验案】苗某，女，63岁，1995年4月26日来医院就诊。患者胃脘疼痛10年，10年来反复发作胃脘疼痛，中西药物多次服用皆不见效。3天前行胃镜检查示：十二指肠球部溃疡。刻诊：胃脘隐隐作痛，绵绵不休，得食稍减，喜温喜按，形寒倦怠，少气懒言，身体消瘦，面色少华。舌淡、苔白，脉涩而微弦。药用：桂枝13g，白芍16g，炙甘草6g，生姜6g，吴茱萸汤4g，大枣5枚，饴糖（分冲）60g。每日1剂，水煎服。4月30日复诊：胃脘疼痛减轻，守方治疗，再进3剂痛止，唯感乏力少气，纳谷不香。此乃中气亏虚，生化乏源。原方稍有加减继服40剂后，体重增加，诸症消失。胃镜复查示十二脂肠球部溃疡愈合良好。

【按语】张仲景云："阳脉涩阴脉弦，法以腹中急痛，先与小建中汤。"本病例为小建中汤之证，治以小建中汤为主加吴茱萸理气散寒，可增强止痛温中的作用。小建中汤的应用，在《伤寒论》中有五：①为心脾两虚，复感风寒的伤寒里虚悸烦证；②为邪陷少阳，土虚木乘的少阳兼腹痛证；③为阴阳两虚，气血失调的虚劳证；④为虚劳萎黄或发黄证；⑤为致阴阳两虚之证。在治疗上，《黄帝内经》明训："虚者补之，劳者温之"当甘温建中，缓急止痛，小建中汤最为恰当。

☯ 疏肝止痛饮（刘利奇方）

【组成】枳实6g，当归、柴胡、瓜蒌、薤白、法半夏、煅瓦楞子各13g，陈皮6g，甘草4g，白芍、蒲公英各16g。

【用法】每日1剂。将药每剂煎3次，第1次用清水300ml浸

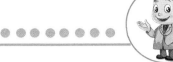

药，先用武火煎沸，再用文火煎成 100ml，取汁温服；第 2 次用水 300ml，文火煎成 100ml，去渣温服。

【功效】抑酸止痛，疏肝和胃。适用于消化性溃疡。

【方解】中医认为，消化性溃疡，属于肝胃不和的胃痛范畴。由于胃交感神经兴奋，小血管收缩，削弱了胃、十二指肠黏膜的保护因素，在胃酸、胃蛋白酶的作用下，常常导致自我消化形成溃疡。本病的临床特点为慢性过程、周期性发作。诱发因素多与饮食失宜、气候失调、精神紧张、情绪波动有关。主要表现：上腹部疼痛或不适、有节律性。胃溃疡的疼痛多在餐后 1～2 小时出现，至下次餐前消失；十二指肠溃疡疼痛则在餐后 3～4 小时发作，进餐后可渐减轻或缓解。本方用当归、柴胡、白芍养血疏肝；枳实、瓜蒌、薤白理气止痛；法半夏、陈皮降逆和胃；煅瓦楞子、蒲公英抑酸消痛；甘草调和诸药，共奏疏肝和胃，抑酸止痛之功。

【加减】痛引胁肋者，加玄胡索、川楝子各 9g；嗳气打呃者，去白芍，加旋覆花、代赭石（布包煎）各 13g；流涎吐酸者，加左金丸每日 4g；胃内灼热者，加炒栀仁、淡豆豉各 9g；疼痛剧烈者，加炒蒲黄、五灵脂各 13g；呕血便血者，加炒茜根、乌贼骨各 13g。

【验案】苗某，女，39 岁，工人，1998 年 6 月 12 日来医院就诊。

自诉胃脘痛反复发作 7 年，最近 10 日加重，患者伴有情志抑郁，两胁胀满，纳食减少，善叹息，打嗝，面色萎黄，舌质淡，神疲乏力，苔白，脉虚弱。做胃镜检查诊断为浅表性胃炎。平时常服"胃必治"、雷尼替丁及"香砂养胃丸"治疗，病情时好时坏，未能根除。辨证属肝郁日久，脾气虚弱，气血不足所致，治则舒肝解郁，健脾养血。上方加减服用 30 剂，诸症消失。

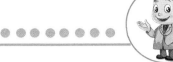

第二章

消化性溃疡

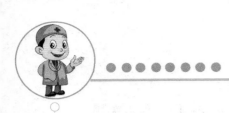

☯ 益气和胃汤（李利君方）

【组成】白术、降香各 13g，党参、海螵蛸各 16g，姜半夏、陈皮、公丁香、炙甘草各 6g。

【用法】每日 1 剂，水煎服，每日服 2 次。早、晚各 1 次。

【功效】调胃止痛，益气健中，敛疡制酸。适用于消化性溃疡、慢性胃炎。症见泛酸、空腹胃痛、嘈杂、尤甚、得食稍缓、喜暖喜按、噫气矢气、大便或溏或燥、舌质淡红、苔白滑、脉沉细或弦。

【方解】益气和胃汤中党参、白术健中益气，调脾补胃；姜半夏、陈皮理气补中，降逆和胃；降香化瘀止血；公丁香温中降逆；海螵蛸制酸敛疡；炙甘草和中缓急。诸药合用，共奏健中调胃，敛疡止痛之功，对脾胃虚弱、气滞停饮、偏虚偏寒之胃痛、嘈杂、泛酸诸症有良好的效果。

【加减】偏阳虚寒盛者，冷痛较重，加高良姜、毕澄茄；兼气郁不畅者，脘腹胀满、噫气矢气多，加佛手、香橼皮；兼停饮者，泛吐清水，或胃有振水音，加茯苓、生姜；兼脾不统血、大便色黑或呕血，倍党参，加炮姜、三七粉。

【验案】马某，女，31 岁，1999 年 5 月 8 日来医院就诊。

患者自诉 1 年前无何诱因而出现胃脘胀满疼痛，食后胀甚，恶心嗳气，时有泛酸，经治疗后好转。1 个月前疼痛加重，于 1999 年 4 月 10 日在本院做胃镜检查诊断为胃溃疡、十二指肠球部溃疡。经服用西药及中药治疗 20 余日无明显效果，故慕名求治于中医。现症见神情抑郁，形体消瘦，脘胀连胁，嗳气则舒，泛吐酸水，食少便干，时而疼痛，月经量少，舌淡红，苔薄白，脉

左侧竖排：胃肠病 传承老药方

弦细。辨证属肝气郁结，横逆犯胃，肝胃不和。服上方 40 剂，气机顺畅，诸症皆消。

☯ 柔肝和中汤（刘文秀方）

【组成】白蒺藜、川郁金、乌药、旋覆花、代赭石、沉香曲各 13g，生石决明 28g，大腹皮、枳实、黄连、厚朴各 6g，吴茱萸 1g。

【用法】每日 1 剂，水煎服，每日服 2 次。早、晚各 1 次。

【功效】和中柔肝。适用于消化性溃疡（肝郁不畅）、痞闷。症见胃脘疼痛、不欲饮食、脉两关弦盛。

【方解】中医认为，肝木乘土、肝胃不和而证偏肝郁不畅者，治则和中柔肝，故方用石决明、白蒺藜清热柔肝；郁金、乌药、沉香曲、

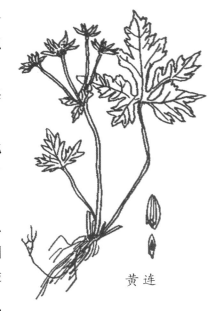

黄连

厚朴行气解郁、止痛消痞；旋覆花、代赭石、黄连、吴茱萸平肝和胃；大腹皮、枳实以消胀满。合之故治肝火犯胃型而偏于肝郁不畅者有效。

【加减】不思食，加谷稻芽各 13g，山楂 10g；大便炼结，加郁李仁 13g；口干苦，加麦冬 13g，石斛 11g；呕吐，加竹茹 15g；烦躁忧郁，加合欢皮 11g。

【验案】牛某，女，61 岁，退休工人，1998 年 1 月 3 日来医院就诊。

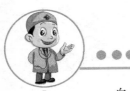

自诉因家务琐事怄气，情志不畅，脘腹胀痛连及两胁，呕吐泛酸，善太息，舌质淡红，苔白厚，口淡舌木不思饮食，脉沉弦。上消化道钡餐造影提示为十二指肠球部溃疡。中医辨证属胃脘痛肝气犯胃型。上方加减服用 30 剂，饮食大增，诸症痊愈。

☯ 止痛和胃汤（任小巧方）

【组成】乌贼骨、佛手各 16g，当归、炒白芍、五灵脂、川楝子各 11g，扁豆 24g，白檀香（后下）、炙甘草各 7g。

【用法】每日 1 剂，水煎服，每日 2 次，早、晚各服 1 次。

【功效】化瘀止痛，疏肝和胃。适用于胃及十二指肠球部溃疡、慢性胃炎。症见消化不良，胃脘疼痛、嗳腐吞酸、嘈杂、严重者消瘦体弱，大便有隐血等。

【方解】胃溃疡和慢性胃炎的病因较为复杂，如若证属肝胃不和者，运用疏肝和胃法可以取效。方用当归，白芍养血和肝；川楝子、佛手、檀香疏肝止痛理气；五灵脂化瘀镇痛；扁豆利湿和中；乌贼骨抑酸护膜，共奏和胃疏肝、止痛化瘀之效。

【加减】胃寒呕吐，加干姜 8g，砂仁 10g（后下）；大便干结，加冬瓜子 20g，牛黄 10g，郁李仁 16g（二味均捣碎）；病久气血虚弱、身体消瘦，加黄芪 16g，鹿茸 6g，白及 7g（二味研末，分 2 次冲服）；慢性胃炎，消化不良，加陈皮、六神曲、炒麦芽各 7g，焦山楂 6g。

【验案】苗某，男，39 岁，2003 年 11 月 28 日来医院就诊。

患者自诉患慢性胃炎 10 年，平时胃脘胀痛，泛酸，时有恶心胀闷，时轻时重，曾经中西医结合治疗，每遇饥饿时发作，时好时坏。见胃脘胀痛，满闷不适，纳差，泛酸，乏力，饥饿时加重，患者痛苦病容，面色萎黄，上腹压痛明显，舌体胖，苔薄白，脉弱。胃镜检查诊断为慢性萎缩性胃炎并糜烂，十二指肠球炎。中医遂以上方加减服用 20 剂，诸症皆消。

【按语】消化性溃疡病因为肝胃不和，症见胃脘胀痛时发时止，痛连胁或背部，嗳气泛酸，或口苦、干呕、矢气多，舌质淡红，舌苔白，脉弦缓或弦细。中医疏肝理气，和胃止痛。故用自拟止痛和胃汤加减治之。

温中愈疡汤（武桂梅方）

【组成】白术、川厚朴、甘松、乌贼骨、生姜、延胡索各13g，党参、茯苓、刘寄奴各 16g，桂枝、炙甘草各 6g，白芍11g，砂仁 10g，大枣 3 枚。

【用法】每日 1 剂，先将药物浸泡 30 分钟。用武火煮沸，再改文火煎 30 分钟，取汁约 150ml，再将药渣加水二煎。两汁混合，早、晚 2 次温服，以饭后 2 小时服用为宜。

【功效】理气活血，温中健脾。适用于胃、十二指肠球部溃疡、糜烂性胃炎等病。症见胃脘隐痛、饿时痛甚、喜暖喜按、得食痛减、腹胀嗳气、手足欠温、身倦乏力、大便溏薄、舌质暗淡、舌苔薄白或白腻、舌体胖大边见齿痕、脉沉细等。中医辨证属脾胃虚寒、气滞血瘀者。

【方解】温中愈痛汤以《伤寒论》小建中汤合《太平惠民和剂局方》四君子汤为基础；中医通过临床实践加减化裁而成。用于治疗饮食生冷不节、淋雨受寒，中阳不振，虚寒凝滞，或久病脾胃阳虚，复加饮食寒冷所伤，气血不畅而成溃疡者。方中以党参、白术、茯苓、炙甘草益气健脾；桂枝、白芍、生姜、大枣配炙甘

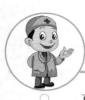

草营卫调和，补虚温中，缓急止痛；砂仁、厚朴、甘松、刘寄奴、延胡索疏肝和胃、理气止痛；乌贼骨生肌敛疮，制酸止痛。诸药合用，共奏温中健脾、活血止痛，生肌愈疡之效。

【加减】如语言无力，形寒畏冷、四肢欠温，加党参15～28g；如溃疡出血，大便色黑如柏油样，加白及12g，三七粉4g（分2次冲服），黑地榆12g；如食少胀满，加焦山楂、神曲、麦芽各11g。

【按语】医家提醒，本方多香燥，易伤阴津，故阴虚者不宜使用。对于脾胃虚寒者也应中病即止，不宜久服。

第三章
消化不良

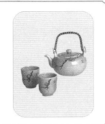

化食消积汤（张晓丹方）

【组成】生山楂 50g，鲜鸡内金 1 具。

【用法】将鸡内金及生山楂用水洗净后，将鸡内金切成薄片，山楂去核，一起放入锅内，加水适量，放入葱姜盐等佐料，煎沸半小时。饮汤食鸡内金及山楂。每日 2 次。

【功效】健脾止泻，化食消积。适用于小儿伤食泄泻。症见泻下酸臭或如败卵、纳差口臭、恶心呕吐、腹满胀痛、舌苔厚腻、脉滑有力。

【方解】方中鸡内金性平味甘，归脾胃小肠膀胱经，具有消食运脾，固精止遗作用。山楂性微温味甘酸，归脾胃肝经，具有化积消食，活血散瘀之功，为消油腻肉食积滞之要药。小儿脾常不足，饮食又不知自节，脾虚食滞泄泻常有发生。两者配合，本虚标实并治，无任何毒副作用，实为小儿常食之方。

【验案】宋某，女，54 岁，1997 年 11 月 4 日来医院就诊。

自诉上腹胀满、恶寒喜暖 20 余日，最近 2 天加重，伴有食欲缺乏，呃逆，口苦口干，不思饮水，周身乏力，忽冷忽热，阵阵汗出，频频肠鸣，大便溏软，苔白微腻，舌暗，边有齿痕，脉弦滑。腹部平软，无压痛，肝脾未及，下肢不肿。西医诊断为慢性胃炎，急性发作。中医辨证属中焦湿滞，寒热错杂。治则化湿运脾，和解中焦。用上药 6 剂。

11 月 11 日复诊，上方服用后，除仍有呃逆外，其他主症基本消失，但胃部时有灼热感，大便偏干。继用原方加知母 16g。水煎服，每日 1 剂。服用 6 剂后症状消失。

☯ 温中和胃汤（周小乔方）

【组成】黄芩 10g，姜半夏 13g，黄连 6g，炮姜 4g，太子参 16g，大枣 13g，杏仁 13g，厚朴 13g，甘草 6g。

【用法】水煎服，每日 1 剂，早、晚各 1 次分服。

【功效】调和胃肠，辛开苦降。用治功能性胃肠病，尤对功能性消化不良疗效显著。

【方解】温中和胃汤是在中医药方半夏泻心汤基础上加味而成。以姜半夏性辛散温通为君，散结消痞，降逆止呕。炮姜性辛热为臣，温中散寒，热而不燥，作用和缓持久，且长于止痛温中。药理研究表明：炮姜对溃疡有明显的抑制作用，而干姜无此作用。黄芩、黄连苦寒而泻热通痞。以上四药同用，共奏平调寒热、辛开苦降之功。本方在剂量作了调整，使其祛寒而不助热，清热而不伤胃。佐以太子参、大枣性甘温益气、补脾益胃以复升降之功。使以甘草补脾和中、调和诸药。杏仁辛散而苦降，既可宣肺气，通三焦之气，助脾升发，降胃气之逆。加入厚朴辛散苦降，行气宽中，为消结除满之要药。

【加减】本方临证常根据患者症状及舌苔变化适当加减，若舌

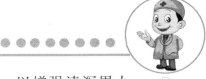

苔黄白相间而黄偏甚者，增加黄连、黄芩用量，以增强清泻胃火之力；若舌苔白黄相兼而偏白腻者，增加炮姜用量酌加藿香梗、佩兰；脾虚偏重、腹胀便溏、舌苔淡白者，加太子参、大枣；口中烦渴，舌红少苔者，加天花粉、莲子、沙参以养胃生津；如泄泻明显者，加车前子、茯苓之类酌以分利；食滞嗳腐者加焦三仙、鸡内金之类以消食导滞；嗳气呕酸者加赭石、煅瓦楞子之类以和胃降逆制酸；胁痛者加延胡索、川楝子酌以疏肝理气。总之，顺应脾胃生理特性，权衡寒热虚实的程度，其妙在观察舌苔黄白相间之变化，作为调整芩、连及炮姜用量之依据，以药物寒热增减来平调脏腑之阴阳。

【验案】柴某，男，41 岁，工人，2005 年 12 月 23 日来医院就诊。

自诉纳差 10 个月，消化不良伴泛酸打嗝半年。最近几天，进食过量后开始食欲下降，又因饮食不节腹泻后，患者出现胃脘胀痛，并伴泛酸、打嗝。4 个月前上述症状加重并放射至心窝左侧，伴有烧灼感，体重下降，少气，眠差，失眠多梦。到医院做胃镜检查诊断为浅表性胃炎（轻度）。曾在省内多家医院求治服用"左克"、雷尼替丁、甲硝唑、"耐信"、"辛若纳"等药物治疗，症状改善不明显。现症见胃脘胀痛无有定时，自觉胃脘处有气上冲，时有烧灼感、恶心、泛酸，伴神疲乏力，大便时干时稀，小便调，舌红，苔白腻，脉沉。胃脘处无压痛，得压反觉舒服。辨证属寒凝气滞中焦所致。治则温中散寒，行气止痛。

将上药煎之温服，并嘱忌食生冷辛辣之品。

服上药后，胃脘烧灼感减轻，食欲增进，泛酸次数减少，眠可，大便正常，苔白腻，舌红，脉沉。此为阳气得复，胃脘气机郁滞得以疏利，气机畅则痛减，纳食增加。胃为多血多气之腑，病久则耗伤气血，有气滞血瘀之虑。故加丹参 16g，青藤香 7g。

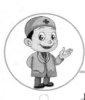

丹参祛瘀生新，青藤香辛行苦泄，善治肝胃气滞所致脘腹疼痛。9剂，服法、禁忌同前。

服上药后，前症好转，仅纳后略感烧灼，无胃脘胀痛，食欲较好。可知胃气得复，而无食滞之忧，故去厚朴；气机畅通，已无胃寒郁滞耗伤之虑，且恐黄连苦寒久用损伤胃气，故去黄连；加法罗海以巩固气机的凋畅顺达。4剂，服法、禁忌同前。半个月后随访患者，诸症已消。

【按语】温中和胃汤，妙在半夏泻心汤基础上加宣肺润肠之杏仁和消痞除满之厚朴，使全方既可辛开苦降以和脾胃，又能行气宽中以除痞满。

☯ 疏肝调胃汤（丁启后方）

【组成】党参 20g，柴胡 16g，白术 16g，白芍 11g，紫苏梗 13g，枳壳 11g，陈皮 13g，半夏 13g，神曲 13g，鸡内金 13g，佛手 11g，丹参 13g。

【用法】水煎服，每日 1 剂，早、晚各 1 次。

【功效】疏肝理气，健脾和胃。用治脾虚气滞型功能性消化不良。症见脘腹痞满或疼痛、闷胀不舒、胀及两胁、纳差、乏力、口干口苦、呃逆嗳气、反酸、头晕等。

【方解】疏肝调胃汤中柴胡解郁

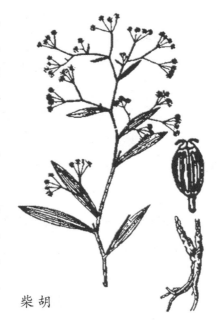

柴胡

疏肝，升举阳气，尤长于宣畅肝之气血，舒达肝之郁结，以求推陈致新；党参、白芍、白术和胃健脾，健脾既有助于养血柔肝，又有助于化痰，3 药共为主药。陈皮、半夏理气止呕和胃，兼有燥湿醒脾之用，为辅药。紫苏梗、枳壳、佛手理气而不破气、不耗气；柴胡、枳壳一升一降，使气机通畅；丹参化瘀活血，以防瘀血阻滞胃络；鸡内金、神曲助消化且防饮食积滞，诸药共为佐药。药理研究证实，党参可抗胃黏膜损伤，对胃底收缩有显著的促进作用。柴胡对平滑肌有双相调节作用，能加强胃、十二指肠排空。大剂量白术水煎剂能促进胃肠运动。枳壳可使胃壁平滑肌的电活动幅值和频率明显增大，有兴奋和增强运动节律作用。半夏能减轻胃液潴留，对胃肠各种激素的分泌起调节作用。佛手、紫苏梗、丹参等具有促胃动力作用。

【加减】胃胀甚者加厚朴、山楂、槟榔以理气消胀；嗳气呃逆明显者加柿蒂、旋覆花以降气平逆；腹胀痛明显者加延胡索、川楝子以理气止痛；疲乏无力明显者加黄芪、陈皮、黄精以补脾益气、滋阴养血；舌苔厚腻者加苍术、石菖蒲以健脾燥湿。

【验案】张某，男，46 岁，农民工，1996 年 10 月 20 日来医院就诊。

自诉因吃冷食胃脘胀痛反复发作 7 年余，加重 2 个月，每因受凉、情志不遂而发作或严重，曾多次服用中西药物治疗效不佳。现症见胃脘胀痛，嘈杂，舌体瘦薄，少苔，泛酸，纳呆，近期消瘦明显，触诊剑下触痛明显，无肿块，舌暗红尖赤，脉沉弦。胃镜及胃黏膜活检提示为慢性萎缩性胃炎，胃窦部黏膜局部增生。诊断为胃脘痛，虚寒化热型。

患者药用上方，服用完第一剂后，自觉胃脘部结节像冰块一样逐渐溶化，并顺小腹流下，自觉胃脘小腹部发凉，外敷热水袋，则溶化加速，无泄泻。服完 6 剂后，食欲大增，病症皆无。

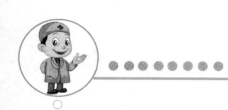

☯ 和中健胃汤（刘丽娜方）

【组成】陈皮 7g，木香 6g，乌药 6g，白芍 16g，甘草 4g。

【用法】每日 1 剂，水煎服，每日 2 次。早、晚各 1 次。

【功效】理气缓急止痛，和中健脾。适用于慢性消化不良。

【方解】方中陈皮行气解郁、和中健脾；木香疏肝理气；乌药、白芍疏肝解郁；甘草和中止痛。五药有疏肝解郁、行气活血、缓急止痛之功效，用于治疗消化不良、慢性胃炎或受凉腹痛。

【验案 1】苗某，男，38 岁，1982 年 6 月 30 日就诊。

自诉上腹部疼痛，伴嘈杂、泛酸、嗳气，病已 9 年余。患者舌质红、苔薄黄，上腹部轻度压痛。纤维胃镜检查：胃小弯处有一个 0.8cm×1.0cm 的溃疡，周围红晕，表面覆盖白苔。病理检查：胃小弯胃黏膜慢性炎症符合慢性溃疡改变。予和中健胃汤加蒲公英、麦冬。服药 1 周，症状明显改善。用药 1 个月，症状消失，继用药 1 个月以资巩固。3 个月后复查胃镜，胃小弯溃疡已完全愈合。随访 1 年，未见复发。

【验案 2】崔某，女，30 岁，教师，1986 年 10 月 20 日就诊。

心窝部痛，发作无规律，喜热喜按。胃镜检查，十二指肠球部及胃角处分别有直径 0.8cm 及 1.2cm 之溃疡。病理检查，十二指肠球部及胃角黏膜慢性炎症伴坏死、渗出。诊为慢性浅表性胃炎及消化性溃疡。近日大便色黑如柏油，生化试验阳性。面色少华，上腹部偏左压痛。予益胃汤加蒲黄炭、白及粉（吞）、生大黄粉（吞），半个月后唯偶觉脘腹饱胀，而余症全除。3 个月后胃镜复查，2 处溃疡已消失，仅留慢性炎症。

【按语】和中健胃汤是在芍药甘草汤的基础上加味制成。白芍、甘草为伍能缓急止痛，增木香、陈皮、乌药以和胃理气止痛。诸药相配既无苦寒伤胃之害，也无燥烈伤阴之弊。方药平和，旨在和中健脾，理气缓急止痛。患者脘痛伴嘈杂、泛酸、舌红、苔黄等热象，故加蒲公英、麦冬以清除胃热。本病例胃脘痛伴见大便色黑如柏油，生化试验阳性，故于原方中加蒲黄炭、白及粉、生大黄粉以止血化瘀。

☯ 和胃除满丸（龙星宇方）

【组成】炙甘草、干生姜、麦芽曲、白茯苓、白术各 6g、半夏曲、人参各 7g，炙厚朴 11g、枳实、黄连各 16g。

【用法】研细末，水泛小丸或糊丸，每服 8g，饭后温开水服，每日 2 次。亦可作汤剂，水煎服。

【功效】健脾和胃，消痞除满。适用于寒热互结证。症见心下痞满，不欲饮食，大便不畅，倦怠乏力，苔腻微黄，脉弦。

【方解】和胃除满丸是由半夏泻心汤、枳术汤、四君子汤化裁而成。方中重用枳实化滞行气，消痞散结为主药；辅以厚朴行气开郁，消胀除满。两药合用，行气消痞除满之功益彰。半夏曲辛开散结，和胃降逆；黄连苦降泄痞，清热燥湿；干姜辛散祛寒温中。三药合用，辛开苦降，调寒和热。麦芽曲消食和胃，人参、白术、茯苓、炙甘草补脾益胃，以助运化，以上均为佐药。甘草调和诸药，兼为使药。诸药相合，消补兼施而消大于补，清温并用而清多于温，辛开苦降助消痞除满，补而不滞，消不伤正，共奏消痞除满，健脾和胃之功。

【加减】若脾虚甚者，宜重用人参、灵芝、炙甘草以增强补脾助运之力；偏寒者，宜减黄连，加重干姜用量，或再加草豆蔻、高良姜等，以增温中祛寒之效。本方为治疗脾虚气滞，寒热错杂证之常用方。临床以脘腹痞满，大便溏薄，食少倦怠，苔腻微黄为证治要点。

【验案】宋某，女，50岁，工人，1993年3月31日来医院就诊。

患者消化不良，食后脘胀伴反复腹泻5年。病史：1988年曾做胆囊手术，后来曾2次胃出血，食后腹胀，纳食减退，且经常腹泻。在日本检查诊断为反流性胃炎。心电图示：预激综合征。苦于上述病症，请中医诊治。诊查：胆囊术后，经常食后腹胀，纳减，苔薄黄；易腹泻、头昏、自汗；脉细。辨证：术后脾胃虚弱，脾失健运，胃之受纳、腐熟和降功能紊乱，胃腑浊气扰动、清阳之气不展，致心失所养、心气虚弱而汗出、头晕。中医诊断：痞证（脾胃虚弱）。西医诊断：胆囊术后，反流性胃炎。中医治疗调脾胃，理气健脾，和胃运中。

用上药3剂纳增，腹胀改善，6剂后痊愈。

☯ 健脾益气汤（孙雪英方）

【组成】厚朴6g，苍术11g，陈皮13g，半夏11g，云茯苓11g，枳壳16g，砂仁11g，党参28g，白术28g，升麻4g，柴胡13g，甘草6g，生姜3片，大枣10枚。

【用法】水煎服，每日1剂。每日分2次服。

【功效】升阳举陷，健脾益气。适用于症见胃脘胀满，隐痛痞闷，倦怠乏力，时吐酸水，恶心欲呕，气短欲睡，不思饮食，舌淡苔白腻，脉虚弱。

【加减】气滞者酌加木香、乌药、枳壳、佛手；食欲缺乏或食积者，酌加鸡内金、枳实、炒莱菔子、焦三仙；脾胃湿盛酌加藿香、佩兰、白豆蔻、五加皮、车前子、薏苡仁；腹胀满者酌加山楂、炒莱菔子、大腹皮、枳实、砂仁；痞痛者酌加川楝子、延胡索、白芍、郁金；泛酸者酌加乌贼骨、川黄连、吴茱萸；泄泻者酌加炒扁豆、炒薏苡仁、车前子；中气下陷者酌加升麻、柴胡、党参、白术、黄芪；恶心呕吐者酌加旋覆花、竹茹、代赭石、藿香；嘈杂灼热者酌加黄连、石膏、蒲公英、山栀子；伴胃中虚寒者酌加高良姜、香附、肉桂、砂仁、吴茱萸、制附子等。

【验案】金某，女，62 岁，农民，沈阳市人，2006 年 7 月 29 日就诊。

自诉消化不良，症状表现为胃脘胀满，隐痛痞闷，倦怠欲睡，时吐酸水，恶心欲吐，气短无力，不思饮食，舌淡苔白腻，脉虚弱。曾多处诊治为胃下垂。中医诊断：痞满（脾胃气虚，湿邪内阻）。治法：健脾益气，升阳举陷。用上方加减。服药 5 剂后，自感胀满疼痛、痞闷诸症缓解，已不恶心。上方去半夏，加黄芪 28g。6 剂后再诊，诸症消失，食欲大增。改为隔日 1 剂，共服药 16 剂，病告痊愈。

【按语】中医认为此病因为脾胃气虚，中阳下陷，升举无力。脾胃乃气血生化之源，后天之本，脾虚则水湿失运，生化不足，清阳不升而下降。中医治则健脾益气，升阳举陷，佐以化湿。故健脾益气汤中加入白术、党参、黄芪以增健脾益气之功，加升麻、柴胡以求升阳举陷之力，组方遣药，紧扣病机，故取效甚捷。

健脾益气汤即二陈汤与平胃散之合方，由苍术、陈皮、厚朴、半夏、云茯苓、生姜、甘草、大枣组成，水煎 2 次合并，分早、晚温服。方中苍术燥湿健脾；厚朴下气燥湿；半夏化痰燥湿，和中降逆；云伏苓健脾燥湿，化痰利水；甘草、大枣、生姜补脾和中止呕。适用于脾胃不和、痰湿内阻、不思饮食、胸膈痞闷、脘腹胀满等症。笔者多年来以之加减治疗胃肠疾病，每获捷效。

☯ 生津益胃汤（白洁方）

【组成】麦冬、石斛、玉竹各16g，沙参20g，山药20g，焦山楂16g，乌梅13g，生石膏20g，知母13g，花粉20g，草决明28g，白芍、甘草各13g。

【用法】药用水浸泡30分钟，生石膏先煎30分钟，与余药再共煎2次，将所得药液混合。每日1剂，分2次温服。服用本方时，忌食辛辣之品。

【功效】养阴清热，益胃生津。适用于症见胃脘灼热，痞满隐痛，嘈杂懊恼，似饥不纳，口干咽燥，五心烦热，吞咽不畅，大便秘结。舌红绛无苔，脉细数。

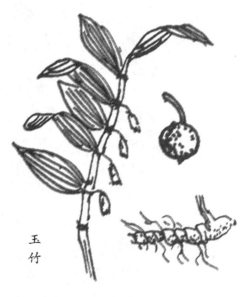

玉竹

【方解】生津益胃汤方中沙参、麦冬味甘而微寒，滋养肺胃之阴，止渴生津；石斛、玉竹偏于养胃生津，清热养阴；山药性甘平，平补脾胃；佐以乌梅、焦山楂，性味酸生津，消食健胃；芍药、甘草味酸甘化阴，缓急止痛。诸药合用，共奏生津益胃，养阴和中之效。适用于阴津亏耗，虚火灼胃而致的胃痛。

【加减】若胃肠津亏便秘者，合入增液汤加乌药、木香、决明子；若伴胃痛甚，合入丹参饮以理气活血止痛；见目干胁痛，急躁易怒者，可合入一贯煎加减；阴虚热盛，可酌加生石膏、红花、花粉、知母等，以增强清热生津之功。

【验案】马某，男，45岁，工人，1995年4月28日来医院就诊。

主诉：心下痞满，按之不痛，不欲饮食，大便偏干，小便短赤，心烦，口干，头晕耳鸣。西医诊断为"自主神经功能紊乱。"中医观其舌质红，苔白滑，脉来沉弦小数，此乃无形邪热痞于心下之证。服上药7剂后，胃脘灼热减轻，但仍感胃痛隐隐，绵绵不休。上方去石膏、花粉，加丹参28g，降香16g，继服。随症加减，治疗2个月余，诸症均缓，病情稳定。

☯ 化瘀养胃方（孔国辉方）

【组成】厚朴13g，苍术13g，陈皮13g，莱菔子13g，白芍16g，黄芪28g，地龙13g，当归17g，川芎13g，丹参16g，甘草6g。

【用法】药用水浸泡30分钟，煎30分钟，每剂煎2次，将所得药液混合。每日1剂，分2次温服。

【功效】养阴清热，化瘀养胃。适用于腹胀胸闷，大便无常，食纳差。

【加减】食纳欠佳，上方加鸡内金13g，山楂、焦三仙各16g。

【验案】孙某，男，41岁，2002年1月来医院就诊。

自诉食后腹胀时作1个月余，伴见纳差、嗳气、吐酸，多能自行缓解，大便不畅，舌苔腻微黄，舌质淡胖，边带齿痕，脉沉弦细。曾经在门诊做B超检查提示为肝、胆、胰、脾未见异常，胃镜检查诊断为浅表性胃炎，口服多潘立酮及"木香顺气丸"治疗效果不佳。中医认为此病乃中医之消化不良症，多为七情、饮食所伤造成的胃肠功能失调，因而经常规检查往往胃肠无器质性病变，此多属胃腑不降，脾胃失和。用上药治疗，7剂即愈。

【按语】消化不良一病其病因虽有气滞、热郁、寒凝、湿阻、血瘀、食滞、饮停、阴虚、肝火、气虚等，但其病机要点在于湿（食）、气、瘀、寒四项。因胃为五脏六腑之大源，主受纳腐熟水谷，其气以和降为顺。脾胃的受纳运化，中焦气机的运行，有赖于肝之疏泄，"土得木而达"。中医认为不论何种原因导致的消化不良必然影响脾胃的正常功能而致停食停湿，影响气机的升降而出现气滞、气逆。因此，提出治消化不良四大法则：一为治气，治气者一方面要解郁疏肝，止痛行气；另一方面要注意下气降气，使胃气和降。故理气是治疗消化不良的主要治法，如《景岳全书》中所述："消化不良证，多有因食，因寒因气不顺者，然因食因寒，亦无不皆关于气，盖食停则气滞，寒留则气凝。所以治痛之要，但察其果属实邪，皆当以理气为主。"可见治气之重要。二为治湿消食，脾胃互为表里，脾胃失调常停湿停食，使中焦壅塞，气机不畅。故治湿消食之法，与行气解郁之法有异曲同工之妙，湿食既除，气机通畅，"通则不痛"。三为治瘀，消化不良气滞者多久病者多，气滞则血瘀，久病必入络。《临证指南医案》："初病在经，久痛入络，以经主气，络主血，则可知其治气治血之当然也。凡气既久阻，血亦应病，循行之脉络自痹，而辛香理气，辛柔和血之法，实为对待必然之理。"四为治寒，胃为阳土，贪凉饮冷，过服生冷寒凉，常致气机凝滞，胃气不和，收引而痛，正如《素问·举痛论》所说："寒气客于肠胃之间，膜原之下，血不得散，小络急引，故痛"。

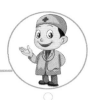

☯ 消食健胃丸（王季儒方）

【组成】神曲 6g，山楂 18g，半夏、茯苓各 7g，陈皮、连翘、莱菔子各 4g。

【用法】将药加水 500ml，煎取汁 300ml，分 3 次饭后服，每日 1 剂。

【功效】和胃消食。

【方解】消食健胃丸方中山楂，味酸甘微温，能化积消食，散瘀行气，以消一切饮食积滞，尤善消肉积油腻之积见长，为本方主药。神曲，味甘性辛温，功

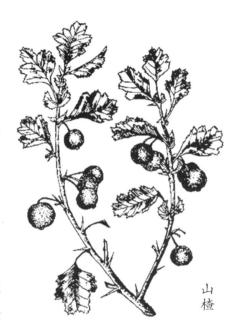

山楂

能健脾消食，更能化酒食陈腐之积，并略兼解表之功，故尤宜外感食滞者。莱菔子，性辛味甘平，能除胀消食，降气化痰，并长于消麦面痰气之积，与上三药同用，可消化各种饮食积滞。半夏、陈皮性味辛温，能化痰燥湿，降逆止呕，消痞散结。茯苓，性味甘淡平，功能利湿健脾，止泻和中。连翘，性味苦微寒，功能疏风清热，消痈散结，以防食积化热；既治痈肿疮毒，瘰疬痰核，又治外感风热，还能清心利尿。诸药相合，共奏消食和胃，清热祛湿之功。使食积得消，胃气得和，热清湿去，诸症自愈。

【验案】宋某，男，31 岁。1998 年 6 月 6 日就诊。

恶心呕吐 2 天。2 天前，因朋友聚会，开餐时间较晚，席间食入生冷食物及海鲜过多，夜间即觉脘腹疼痛不适，并吐出大量

第三章

消化不良

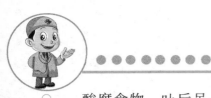
酸腐食物，吐后虽一时畅快，但旋即又出现泛恶欲吐，用偏方治疗，效果不佳。诊时见：患者脘腹痞闷，嗳气频频，恶心欲吐，不欲饮食。大便已 2 日未下，小便黄。查舌红，苔厚腻，脉滑实有力。诊断：呕吐（食滞胃脘）。拟消食导滞，和胃降逆之法。保和丸加减：山楂 20g，陈皮 11g，半夏 16g，神曲 16g，炒莱菔子 16g，大黄 6g，八月扎 16g，连翘 16g，香橼 11g，藿香 16g，竹茹 13g，生姜 7g。每日 1 剂，水煎，少量频服。服药 2 剂，脘腹舒畅，恶心消失，嗳气停止。再予香砂六君子善后。

【按语】方中药物的作用及注意事项如下：①山楂，生品用于消食散淤，焦山楂用于止泻止痢。②莱菔子，炒用能消食下气化痰，又因其辛散耗气，故气虚及无食积、痰滞者慎用，又不宜与人参同用。③半夏，反乌头，其性温燥，阴虚燥咳，血证，热痰，燥痰应慎用，然经过配伍热痰证亦可用之。④连翘，苦寒易伤胃气，故脾胃虚弱者慎用。

☯ 健脾消痞丸（哈荔田方）

【组成】枳实麸炒黄色，去瓤，28g，白术 60g。

【用法】上药研细末，与荷叶烧饭为丸，如梧桐子大，每服 55 丸，用温水送下，不拘时候（现代用法：共为极细末，糊丸，每服 6～7g，荷叶煎汤或温开水送下，每日 2 次。亦可作汤剂，水煎服，用量按原方比例酌定）。

【功效】消痞健脾。适用于脾虚气滞食积证。症见胸脘痞满，不思饮食，食亦不化，舌淡苔白，脉弱。

【方解】健脾消痞丸所治乃为脾虚胃弱，食积气滞所致。中医认为脾虚宜补，食积宜消，气滞宜行，若健脾而不消痞，则积滞

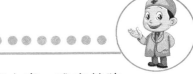

难去；消痞而不健脾，即使积滞暂去，犹有再积之虞。唯有健脾与消痞双管齐下，方能正邪兼顾，故治以消痞健脾为法。

健脾消痞丸中重用白术燥湿健脾，以助脾动，为主药。辅以枳实下气化滞，消痞除满。更取性善升清之荷叶，与下气降浊之枳实相伍，使清升浊降，脾胃调和；荷叶烧饭和药为丸，滋养谷气以助白术养胃健脾。诚如《内外伤辨惑论》所言："本意不取其食速化，但令人胃气强实，不复伤也。"本方组成虽简，但寓意深刻，消补兼施，补重于消，寓消于补，为健脾消痞之平剂。

【加减】若脾虚较重者，宜加党参、大枣、白术以助健脾；若见腹泻者，可加茯苓、薏苡仁以渗湿止泻；若食积明显者，宜加神曲、山楂、沙枣、麦芽等以消食和胃。

本方为治脾虚气滞食积证的常用方，亦为健脾消痞之基本方。临床以食少难消，胸脘痞满为证治要点。

【验案】何某，男，68 岁，退休人员，2008 年 11 月 24 日来医院就诊。

左上腹胀满不适、呃逆 2 年，最近加重 1 周。自诉 2 年前出现左上腹胀满，曾服"吗丁啉"等药，症状无明显改善。就诊时胃脘胀满，呃逆，伴口干、口苦且秽。大便软，每日 2 次。医院检查：心肺听诊无异常，腹软、呃逆，无压痛，舌苔中黄腻，脉弦滑。胃镜提示：慢性浅表性胃炎。诊断为升降失调、寒热错杂所致的"胃痞"病。中医治以辛开苦降，降满消痞，调和胃肠。

1 周后复诊，服上方后诸症悉减。继以治疗 2 周后告愈。随访 1 年，症状未见反复。

【按语】健脾消痞丸从《金匮要略》枳术汤衍中变而来。枳术汤中枳实用量远远大于白术，且用汤剂，适用于气滞饮停所致的心下坚，大如盘，边如旋盘之证，治当消痞行气，故重用枳实，意在以消为主，且宜速去。而枳术丸适用于脾虚气滞食积证，故重用白术，又用荷叶烧饭为丸，意在以补为主，再易汤为丸，治以缓消。两方用药虽同，但由于药量比例和剂型的不同，其功效亦有消补之偏、缓急之异。

健脾消痞丸是消补方，荷叶烧饭作丸尝；若加神曲与麦芽，消食化滞力更强；或加橘皮与半夏，健脾化痰两兼长；或加木香与砂仁，行气化滞消痞胀。

☯ 消食平胃散（张志强方）

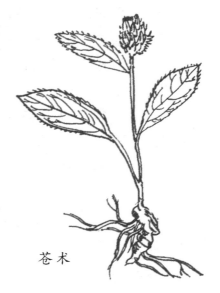

苍术

【组成】茯苓、山楂、神曲、麦芽各 16g，苍术、厚朴、陈皮、半夏各 13g，甘草 4g。

【用法】水煎取汁，每日 1 剂，分 5 次温服。

【功效】消食化积，燥湿运脾。适用于寒湿困脾所致的脘痞腹胀。症见倦怠嗜卧，不思饮食，或食积停滞之脘腹胀痛，嗳腐吞酸，呕恶，泄泻。常用于现代医学的慢性胃炎、功能性消化不良症。

【方解】方中苍术性味苦温，功能化湿健脾；能治湿阻中焦、脾失健运而致脘腹胀闷，呕恶食少等症。厚朴性味苦辛温，行气消食，利湿消积；能治湿阻中焦，气滞不利所致脘闷腹胀，腹痛呕恶。陈皮性味辛苦温，功能健脾理气，除湿化痰；能治脾胃气滞之不思饮食，腹胀腹痛。半夏辛温，功能燥湿化痰，降逆止呕，消痞散结；能治胃气上逆呕吐诸症。茯苓性味甘淡平，利水渗湿；

胃肠病
传承老药方

能治脾胃虚弱的食少纳呆，倦怠乏力。山楂性味酸甘微温，功能消食化积，行气散淤；能治肉食积滞之脘腹胀满，腹痛便溏。神曲性味甘辛温，消食和胃；能治饮食积滞证。麦芽性味甘平，消食健胃；能治米面薯芋食滞证。甘草性味甘平，益气补中，缓急止痛；能治脘腹作痛。诸药合用，共奏燥湿健脾，消食化积之功。

【加减】若脾胃虚寒，舌苔白腻者，加葱白、干姜以温中祛寒；湿盛泄泻者，可加白扁豆、薏苡仁以助渗湿止泻。

本方为治脾虚食积之良方。临床以脘腹痞闷，食少难消，大便溏薄，苔腻微黄，脉细弱为证治要点。

【验案】苗某，女，24岁。营业员，1998年1月20日来医院就诊。

诉饮食稍多即胀，难受不止，神疲乏力，食欲缺乏，胸脘痞闷，四肢欠温，喜暖怕寒，面白无华，形体消瘦，证已数月，医院检查纤维胃镜、脑电图、头部CT等检查，诊为"神经性消化不良""神经官能症"，用多潘立酮、维生素、"健胃消食片"等药物治疗，症状没有得到缓解，故求治于中医。患者舌质淡，舌苔薄白，脉来细弱，证属脾胃气虚，中阳不振，不能纳谷。

用上药3剂诸症皆除，纳食增加，续服上方7剂，病全解。

【按语】消食平胃散与枳术丸皆系消补兼施之剂，且补大于消，均用于脾虚积证。但本方用药较多，照顾亦全面，消食补脾之力皆大于枳术丸，兼能化湿止泻，宜于脾虚食积夹湿而见便溏、苔腻微黄等证情较复杂者；而枳术丸药简性平，宜于脾虚气滞，证情较单纯者。

☯ 补气化瘀汤（许银芝方）

【组成】白芍11g，山楂肉16g，蒲黄4.5g，五灵脂7g。

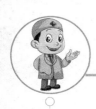

【用法】水煎服，每日1剂，早、晚各1次分服。

【功效】活血化瘀，行气消滞。适用于消化不良。

【验案】金某，男，41岁，教师，1976年5月11日来医院就诊。

胃病已五六年，自4个月前始，食欲缺乏，饮食难下，食后2小时左右即作呕吐，吐之黄水，吐后方感舒服，大小便俱闭塞难通，腹胀，自觉有水气停在胃中，形体黄瘦，饮食日减，时觉腹痛。脉弦，舌淡红无苔垢。诊为下关上格之症，由于气滞血瘀所致。广东省人民医院X线钡餐检查报告：十二指肠球部溃疡并不完全性梗阻，排空延迟。治以消滞行气，化瘀活血。投以原方。

服上方后第2天已能进食，胃痛亦止，大便得下溏粪，小便通利，腹胀稍减脉缓弱。继予下方：陈皮1.8g，五灵脂11g，蒲黄6g，山楂肉16g，清水煎服，每天1剂，早、晚2次分服。

自觉饮食、二便已正常，平卧后觉有水气自上而下，脉弦，舌淡转红，处方：法半夏7g，郁金7g，党参7g，佛手7g，丹参11g，白芍11g，清水煎服，每天1剂，早、晚分2次分服。

胃口比前稍减，多食后自觉消化不良，大便溏薄，食糖质后有肠鸣，舌淡润，脉缓。此为脾虚气滞，用补气健脾法：茯苓11g，白术7g，扁豆11g，陈皮2.4g，怀山药11g，莲子肉11g，炙甘草6g，法半夏7g，砂仁6g（后下），炒山楂11g，每日1剂，早、晚2次分服。

各症已除，但不能多食，多食则觉消化不良，脉缓，舌苔薄白。用下方善后：扁豆11g，山楂肉16g，茯苓11g，竹茹7g，橘红4g，每日1剂。

【按语】中医称本病名为"关格"，关是下关，二便不通；格是上格，饮食难进。病因为气滞血瘀，阻塞幽门，上下不通之故。山楂肉有化恶血、消食滞的功能，单味为方，名独圣散（《医宗金鉴》），除肠胃心脾之瘀滞。失笑散（《局方》）化瘀通脉，止心中绞痛及幽门痉挛。两方合用通胃肠痞结，亦有捷效。

☯ 理气化湿汤（李利英方）

【组成】白术 13g，党参 10～16g，茯苓 16g，炙甘草 6g，陈皮 13g，法半夏 13g，厚朴 13g，枳壳 13g，白蔻仁 6g，干姜 3～6g，黄连3～6g。

【用法】每日 1 剂，水煎服，分 3 次于进食前后 1 小时左右温服。

【功效】理气化湿，升降脾胃。适用于消化不良。

【方解】理气化湿汤以党参、白术、茯苓、甘草四君子益气健脾升清；陈皮、法半夏利湿化痰，降浊和胃；厚朴、枳壳、白蔻仁理气运脾以化湿，佐干姜、黄连少量，妙在取其辛开苦降之力，助诸药以升降脾胃之气。干姜性辛温，主散主升，既助四君子升运脾气，又助厚朴、法半夏散结开痞；黄连性苦寒，主燥主降，既助陈皮、法半夏降胃止逆，又助他药祛湿。如此升降复常，脾胃调和，痞开潮化，则诸症自除。

【验案】钱某，男，31 岁，教师，1991 年 10 月 15 日来医院就诊。

患者胃脘痛 4 年，加重 10 天。自觉胃脘痞满、胀痛，嗳气，食后为甚，并向背部放射。纳食减少，嗳气吞酸，频繁呕吐食物痰涎，神疲乏力，气短怕冷，大便时干时溏。诊见患者形体消瘦，面色萎黄，精神萎靡，舌质淡红，苔白腻，脉细缓。声低懒言。证属脾虚湿阻，气机不畅。遂投升降脾胃汤稍作加减，前后共服 15 剂，痞满、胀痛尽除，诸症若失。调治月余而愈，至今未再复发。

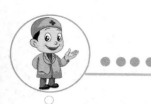

健脾消食饮（张学同方）

【组成】荷叶半张，橘皮 13g，干山楂 60g，生麦芽 6g，白糖适量。

【用法】干山楂炒黄，与橘皮、荷叶、生麦芽一同加水煎汁，文火煮 20 分钟，取汁饮用。每日 6 次。

【功效】行气止痛，健脾消食。适用于消化不良所引起的脘腹胀痛拒按，纳呆呕恶，泛酸，舌苔稍厚，大便干等症。

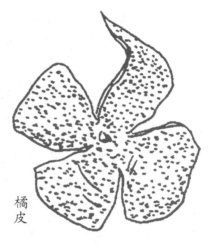

橘皮

【方解】方中橘皮，性温辛苦，归肺脾经，功能健脾理气，燥湿化痰。荷叶，可缓解肠痉挛，并有局部抗炎作用。山楂，性微温味甘酸，归脾胃经，功能健脾消食，行气散瘀，能增加胃消化酶的分泌。麦芽，有促进消化作用。白糖，可和中益脾，舒缓肝气。诸药合用，对各种胃痛，腹痛属实证者均有止痛作用。

【附记】由饮食厚味所引起的消化不良皆宜。

【验案】闫某，女，47 岁，1999 年 6 月来医院就诊。

自诉上腹部胀满不适 6 年，呃逆频频 2 个月。现症见上腹部胀满，不思饮食，进少量半流质饮食即胀满加重，呃逆频频，矢气不通，形体消瘦，表情焦虑，面色无华，坐立不安，舌质淡，苔薄白，脉细数。心肺听诊无异常，剑突下按压不适感明显。血常规红细胞计数 2.86×10^{12}/L，血红蛋白 95g/L。在某医院做胃镜及胃黏膜组织活检诊断为慢性萎缩性胃炎。服用"吗丁啉、施

胃肠病 传承老药方

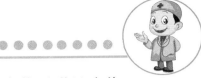

尔康、多酶片、三九胃泰"等西医药物治疗，症状无明显改善。辨证属脾虚湿阻气滞之"胃痞病"。治则健脾除湿，行气除胀。

用上方 5 剂即愈，随访 3 年未复发。

☯ 消食温中汤（徐廷素方）

【组成】香附、白芍、川楝子各 11g，高良姜、桂枝、紫苏叶、苍术、川朴、陈皮、半夏、柴胡、延胡索、枳壳各 13g，吴茱萸、砂仁、甘草各 4.5g。

【用法】水煎服，每日 1 剂，分 2 次温服。早、晚各 1 次。

【功效】适用于证系肝郁脾虚湿阻，胃痛证。适用于消化不良而痞胀，嗳气泛水，不思纳食，苔白滑润，脉弦紧。

【加减】泛水除，嗳气亦减，原方去香附、川楝子，更进 3 剂，诸恙消失。反酸者，加乌贼骨、煅瓦楞子；痞满甚者，加焦三仙。

【验案】温某，女，28 岁，教师。患者自诉胃脘胀满不适反复发作 4~5 年，近 1 周症状加剧，自觉胃脘饱胀，嗳气频频，胃纳差，口干口苦大便干结难解，2~3 日 1 次，舌红，苔中焦黄边腻，脉弦。1988 年 9 月 21 日做胃镜检查诊断为慢性浅表性胃炎，慢性十二指肠球炎。辨证属肝郁化火，热结胃肠。治则清肝泻热，通腑理气为先。

连服上药 3 剂后，大便通畅，腹胀减轻，黄腻苔渐退。连服 8 剂后，病症皆除。

【按语】中医在治疗本病时对于初痛证者，施以良附丸、桂枝汤、平胃散加吴茱萸、紫苏叶，达到散寒温中、止痛理气的目的；对于久证虚寒患者，用香砂六君子合小建中汤，可起到温理脾胃、消食温中的作用。中医谓："温和药可治消化不良，就如同我们平时吃热东西胃就舒服，而吃冷食则总有些不适感一样。"《素问·举痛论》说"按之则热气至，热气至则痛止矣"，讲的也正是这个道理。

☯ 散结调胃汤（杨新华方）

【组成】紫苏梗 16g，香附 16g，紫苏叶 16g，枳实 16g，佛手 13g，香橼皮 13g。

【用法】药用水浸泡 30 分钟，煎 30 分钟，每剂煎 2 次，将所得药液混合。每日 1 剂，分 2 次温服。服用本方时，忌食辛辣之品。

【功效】适用于消化不良。症见胃脘胀痛，口干口苦，舌红苔黄薄腻，脉弦滑而数。

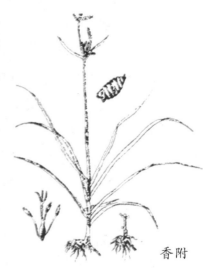

香附

【方解】散结调胃汤方中香附辛散苦降，味甘能和，性平芳香，为"气病之总司"；紫苏梗、紫苏叶行气宽中，止呕和胃；枳实消痰行气，散结消痞；佛手芳香辛散，苦降温通；香橼辛苦酸温，宽中快膈。诸药合用，共奏疏肝解郁，和中理气，散结止痛之效。适用于肝气犯胃兼湿热之胃痛证。

【加减】胃痞胀满者，加焦山楂、焦神曲、炒麦芽；胁痛胀甚，加柴胡、穿心莲、郁金；烧心嘈杂，加山栀子、淡豆豉或黄连、吴茱萸；疼痛剧，加延胡索、川楝子；偏于寒，加高良姜、毕澄茄；溃疡吞酸或有黑粪，加白及、乌贼骨、三七粉等。

【验案】胡某，女，52 岁。既往有胆囊病史 3 年。近因情志不畅而发病，曾于某医院肌内注射"6542、平痛新"等，症状没有改变，遂来本院就诊。查见：胃脘胀痛，气冲胁背，右侧为甚，胸闷嗳气，泛恶欲吐，不敢进食，口干口苦，舌红苔黄薄腻，脉弦滑而数。四诊合参，证系肝气犯胃兼湿热。药用：香附、紫苏梗、紫苏叶、枳实各16g，山栀子、淡豆豉、郁金各13g，延胡索16g，川楝子13g，炒白芍20g，甘草13g。水煎服，每日100ml，2次口服。6剂后，疼痛全消，病已痊愈。

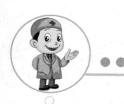

第四章
呃 逆

      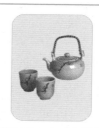

☯ 制酸和胃汤 （赵临浩方）

【组成】青皮、陈皮各 7g，香附（制）11g，枳实（炒）13g，木香 6g，丁香 7g，吴茱萸 4g，党参 7g，旋覆花（布包）13g，煅瓦楞子 13g。

【用法】水煎服，每日 1 剂，每日 2 次。早、晚各 1 次。

【功效】和胃降逆，疏肝理气，兼以健脾化湿。

【方解】本方用香附、青皮、陈皮、枳实、吴茱萸理气疏肝；煅瓦楞子镇肝制酸止痛；旋覆花、丁香、木香降逆和胃，加党参以化湿健脾。

【验案】田某，女，27 岁。来医院就诊：1987 年 3 月 13 日。主诉：患呃逆症已 15 年，最近半个月加重。自觉有气上冲，引起呃逆频频，胃脘胀满隐痛，烧心，吐酸水，恶心，口干口苦，伴心悸气短，头晕乏力。大便两三天 1 次，有下坠感。月经后期，白带多。诊查：舌苔薄白腻，脉弦滑。治用上方二诊：呃逆、吐酸已减，大便日行 1 次，白带减少。胃部仍胀满，恶心，作痛，口苦，心悸。胃气上逆之势已折，脾虚肝旺尚未和调。守原意增损。上方去丁香、吴茱黄，加川楝子 11g，白术 13g。3 剂。三诊：胃胀、呃逆大减，恶心、烧心、吐酸水、口苦等症均除。大便日行 2 次，已不溏薄。仍头晕、心悸，后背及两肩沉重而胀，身体乏力，夜寝多梦。舌红、舌根苔薄白腻，脉弦滑。肝气已舒，胃气渐和，气阴不足。当再健脾和胃、养血安神。处方：云茯苓 11g，白术 11g（炒），法半夏 13g，陈皮 13g，木香 6g，丹参 16g，当归 11g，白芍 11g，酸枣仁 18g（炒），炙远志 13g，首乌藤 18g。6 剂。连服上方药，呃逆、胃部胀满已除，心悸、头晕亦减，自觉身有力，睡眠、精神好转。

【按语】中医认为呃逆有虚有实，有寒有热。本病例是虚实夹杂之候。患者自觉有气上逆，引起呃逆频作，胃脘胀痛，致使肝气犯胃，胃气上逆引起膈气不利。肝胃不和，则烧心、吐酸水，口干口苦，大便秘结。心悸气短，头晕乏力，是气血两虚，根源在脾。脾虚则生痰生湿，因而上为恶心、苔薄白，下为大便下坠、白带增多。本方采取标本兼顾，着重治标。

☯ 补中养脾汤（罗文杰方）

【组成】赭石 18g，党参 16g，旋覆花（包）7g，厚朴 18g，枳壳 13g，姜半夏 7g，大腹皮 13g，香附 13g，刀豆 13g，川楝子 13g，陈皮 13g，沉香粉 2g（分吞）。

【用法】水煎服，每日 1 剂，每日 2 次，3 剂为 1 个疗程。

【功效】降胃逆以化湿邪，扶正气以助脾运。适用于纳食不佳，呃逆频频。

【方解】补中养脾汤中重用党参补脾胃之虚，助脾胃之运，合重镇降逆之代赭石为君药，臣以厚朴、枳壳、旋覆花、沉香之温降，佐以半夏、陈皮之燥湿降逆，香附、刀豆之理气下行，大腹皮、川楝子之由中达下，共奏降逆和中之效。

【验案】苗某，女，61岁。

于1950年发现十二指肠球部溃疡，常常饥饿或受寒时上腹疼痛，其后曾反复呕血、便血数次，经治而愈。近半个月来又感上腹疼痛，纳食不甘，并有黑粪8次。患者于1980年10月行胃次全切术后翌日即出现呃逆频频，纳食不佳，现已10日，舌苔薄白而腻，大便通畅，脉滑而大。中医辨证：脾胃职司运化，有升清降浊之用，患者胃痛30年，其脾胃之虚可知，胃次全切术后，脾胃运化之力更为削弱，水湿不能运化，进而阻聚中焦，致使胃气不降，转而上逆，遂出现呃逆频作，舌苔润腻等湿聚气逆之证。进药3剂，呃逆遂除。

【按语】呃逆多为中医之膈肌痉挛，古称"哕"，属于内科疾病，其成因在中医学中有寒、热、虚、实之分，而总的病机是胃气上逆。上述病例，出现于外科手术后，重在肺胃素虚，又复行手术，更伤元气，出现虚中挟实之象，其虚者乃脾胃阳运之气，故选用党参以扶正，合以重镇之赭石为主药，其挟实者为湿，故辅以燥湿健脾之品。

☯ 温中散寒汤（龙家俊方）

【组成】柿蒂16g，公丁香16g，干姜16g，党参50g，白芍50g，青皮23g，芒硝16g。

【用法】每日1剂，水煎服，每日2次。早、晚各1次。

【功效】润燥，温中散寒。适用于呃逆声长壮猛。

【加减】脉弦缓，舌苔薄白，减陈皮、半夏；声壮猛，便燥，脉沉迟，苔薄白，边有齿痕，为虚寒未尽，致胃气不降，呃逆不

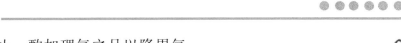

止，酌加理气之品以降胃气。

【验案】孙某，女，45 岁，工人。1971 年 1 月 3 日来医院就诊。

患者 3 个月前发病，与吃凉食有关，开始打呃，胃内有气上冲，近 2 个月觉胃内咕噜一声即有气上冲迸发出牛鸣状之长声，力道较猛，重时连鸣 2～3 小时，长吁则觉宽舒，生气或进食后加重，大便干燥，2～3 日 1 次，形如羊屎，食欲日减，食量亦少，经本地治疗无效，遂来求治。查体：见精神苦闷，脉沉弦，舌苔薄白，边有齿痕。诊断：顽固性呃逆。用上药 10 剂，诸症皆除。

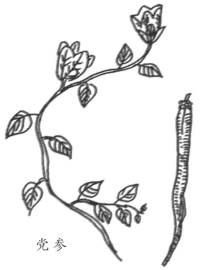

党参

【按语】临床上虚寒性呃逆病并不少，但发为牛鸣音者罕见。中医认为"本病为寒呃"，应治以温中、理气、降逆法，因胃气以下行为顺，故用温中散寒汤加减化裁。刘河间论治寒呃亦善用温中散寒汤，认为丁香可祛胃寒，理元气；柿蒂苦温入胃，专能温中下气。

☯ 行气益胃汤（顾伯华方）

【组成】赭石（先煎）16g，旋覆花（包煎）13g，磁石（先煎）28g，法半夏 13g，广郁金 13g，广木香（后下）6g，制香附 13g，制川厚朴 13g，生黄芪 20g，云苓 13g，炒白术 13g，生甘草 6g。

第四章

呃逆

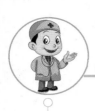

【用法】每日1剂，水煎服，每日服2次。

【功效】和胃降逆，疏肝健脾。适用于呃逆。

【方解】方中旋覆花性辛温，能宣壅通滞，下气消痰；赭石清热凉血，尤降气血之上逆，以降为主，与赭石相须则宣降合法；磁石性咸寒，重镇降逆、纳气平喘，降逆之中尚能安神补益；三药合用共奏重镇降气，除逆消痞。半夏、木香、香附、白术理气疏肝，和胃降逆；黄芪、郁金、厚朴、茯苓益气补脾，行气导滞；甘草调和众药性。诸药合力，浊降痞硬可消，清升呃逆可除，临证时可治肝肾肺胃之逆气。

【验案】柴某，男，46岁。1998年12月18日来医院就诊。

患者近周来，呃逆时作，得食即作，动则缓减，刻诊：胃脘胀满，嗳噫频作，并有呃逆，纳食欲差，腹胀肠鸣，大便溏软，矢气频作，每日2次，舌苔薄白，脉弦。证属肝胃失和，胃气上逆。用上方加减治疗，用药15剂后，诸症皆消。

【按语】此病因病机是患者脾胃虚弱，运化失常，肝气横逆犯胃，胃气上逆，故嗳噫，呃逆。脾胃不足，运化失常，导致纳食差，大便溏软；脾虚肝旺，气机失常而出现腹胀肠鸣，矢气频作。治从行气益胃汤，益气和胃、降逆止噫平呃，控制症状，继则香砂六君子丸善后，标本兼顾，证自解矣。

清胃当归饮（丁文方）

【组成】当归13g，生白芍16g，黄连13g，川贝母13g，海螵蛸11g，柿蒂16g，麦冬11g，刀豆13g，蜜枇杷叶13g，梅花13g，降香13g，生赭石11g。

【用法】水煎服，每日 1 剂，分 2 次温服。早、晚各 1 次。医嘱：忌辛辣、刺激之品。勿紧张。

【功效】平逆止呃，清胃养阴。适用于气失和降呃逆。

【验案】杭某，女，49 岁，工人。1998 年 4 月 28 日来医院就诊。

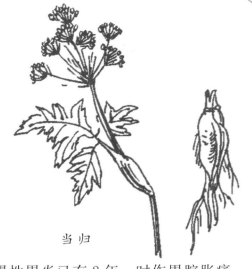

当归

主诉：呃逆 2 年余。发现慢性胃炎已有 2 年，时作胃脘胀痛，呃逆泛酸，纳差。平素易气郁。患者近日胃脘作痛且胀，时有烧灼感，呃逆频作，气短乏力，泛酸纳呆，睡眠尚佳，二便调，自觉上身热、汗多，下身冷。月经如期，量少色深。舌紫暗，两边瘀斑，有齿痕，苔白。脉沉滑。胃镜示：糜烂性胃炎，伴幽门螺杆菌（＋）。辨证立法：胃热伤阴，气失和降。遂用上方加减治疗，服用 14 剂后，胃脘灼胀及呃逆冷酸未作，停药后，遂访半年，仍未作呃逆。

【按语】本例患者久病胃脘胀痛、呃逆频作，中焦失运、胃失和降可知。然何只所致？观其舌紫暗不淡而兼瘀斑，气短乏力，此郁热日久，久病入络，伤及阴津，且有瘀血内藏之征象。本案症虽简单，但病机复杂，郁热横犯则伤胃阴；瘀阻冲任则经气逆上，致有胃脘胀痛、呃逆；胃失腐熟则纳少。故治疗分两步，先以清胃养阴为主以安其燥，此为治标之举，症虽有减而反复，故继用活血疏肝、调经化瘀之剂，平冲以和阳明，治下以求本，使瘀去逆平而收效。

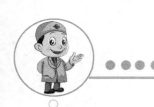

疏肝化瘀汤（赵小英方）

【组成】柴胡 13g，生赭石 16g，枳壳 13g，陈皮 13g，川厚朴 13g，紫丹参 20g，白术 13g，郁金 13g，红花 11g，紫苏梗 13g，旋覆花 11g（布包），赤芍、白芍各 16g。

【用法】水煎服，每日 1 剂，分 2 次温服。早、晚各 1 次。忌恼怒，慎劳作。

【功效】宽胸通脉，疏肝化瘀。适用于肝郁型呃逆。

【验案】谢某，女，55 岁，工人。1997 年 12 月 16 日来医院就诊。

患者呃逆 2 年。近 2 年来饮水后即作呃逆，嗳气，血压不稳，头晕、肢麻，一直服用西药降压，血糖升高，现已基本控制，心电图提示未见异常。绝经已 2 年。刻下症见：呃逆，胸闷气憋，心悸，时作心前区疼痛，纳食尚可，睡眠不实，二便调，烦躁，情志多波动。舌暗红，苔少。脉沉弦细。中医辨证：肝郁气逆，胸阳不展。服药 14 剂后胸闷、呃逆大减，饮水后亦无碍，余症同前。上方枳壳易枳实，陈皮易青皮，减丹参、红花、紫苏梗，加砂仁 13g，柿蒂 11g，半夏 13g。继服。连服 2 周，呃逆一直未作，头晕、肢麻亦减，睡眠转佳，但血压不稳，善太息。上方减枳实、青皮、厚朴、白术、郁金、砂仁，加佛手 13g，生地黄 28g，紫丹参 16g，陈皮 13g，泽泻 16g，牛膝 16g。调治血压及余症。

【按语】呃逆属中医里的胃气上逆之证，临床多见寒、热、虚、实 4 种。实证中常见寒邪伤胃和肝火犯胃；虚证中以脾肾阳衰及胃阴不足为多。本例患者饮食如常，知胃之纳谷腐熟职能尚健；究其呃逆起因，不因寒热，便如常，唯虑因肝气之横逆所致；详察病史，并未有郁怒之因，但据其处绝经之期，血压不稳之状，情绪易于波动，系阴阳失调，肝体阴不足，疏泄无力而致肝郁。一般饮入即吐，多为水饮停胃之逆；本案饮后而呃逆，除饮后不得温化下行外，尚有气机之阻滞，因致胃气逆上作哕。气滞加水饮阻滞清阳之升，血行因而不畅，胸阳不得宣展，故见胸闷而痛、心悸不安；天癸已绝，气血日虚，阴阳失和，肝阴血不足则疏泄无能，故脉沉细而弦。脉证合参，证属肝郁气逆、胸阳不展。中医治疗用本方汤加减以镇逆上之气，柴胡、芍药、陈皮、厚朴、郁金、枳壳疏肝解郁；丹参、红花、赤芍活血化瘀；白术一味有"见肝之病，当先实脾"之意。服药后呃逆止，当逐渐加强扶正之力。

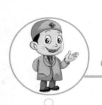

第五章
慢性胃炎

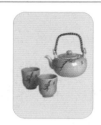

温胃甘草汤（李亚明方）

【组成】甘草15～28g，白芷30～60g。

【用法】每日1剂，水煎服。每日服2次。早、晚各1次。

【功效】消炎止痛，温胃缓中。适用于慢性胃炎及胃、十二指肠溃疡所致胃脘痛。

【加减】若胃部腹痛，连及两胁，嗳气稍舒，舌苔薄白，脉弦，属肝气犯胃，加香附、柴胡、板蓝根、白芍各7g；若胃部刺痛，入夜尤甚，舌暗有瘀点，脉涩，属瘀血阻滞，加五灵脂、蒲黄各7g，丹参16g；若胃部冷痛、喜温按、进食痛减、舌淡苔白、脉沉迟，属脾胃虚寒者，加桂枝7g，当归5g，白芍18g；若胃酸过多，加海螵蛸28g；若烦躁失眠，加珍珠母28g（先煎）。

【按语】温胃甘草汤为一民间验方。用治慢性胃炎，效果良好。尤其是对胃溃疡所致的较剧烈胃痛，疗效最佳。方中白芷、甘草用量均较大，但所治50例患者并未见明显的不良反应。若白芷用量少于28g，往往影响疗效。

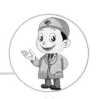

☯ 清胃泻火汤加味（张桂珍方）

【组成】黄芩11g，半夏11g，干姜4g，党参28g，炙甘草6g，黄连13g，大枣7g。

【用法】每日1剂，水煎服，每日3次，饭后服用。

【功效】益气养胃。适用于慢性胃炎。

【方解】凡慢性胃炎以胀满和隐痛为主症者，用本方治疗效果极佳，本方由半夏、黄芩、黄连、党参、干姜、炙甘草、大枣7味药物组成，其方寒热并用以和其阴阳，苦辛并进以顺其升降，补泻同施，以调其虚实。

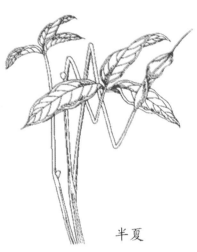

半夏

方中黄芩、黄连清热苦寒，与半夏、干姜配用，辛开苦降，寒热并用，阴阳并调；佐以党参、甘草、大枣甘温益气补其虚、促使脾胃运化如常。

半夏为胃脘痛常用药，功专入脾胃尤擅和胃消痞；黄芩、黄连能清胃泻火，并能燥湿坚阴；党参、甘草、大枣尤擅补脾之虚，助脾运化，中气即立，胃脘痛自消。有半夏斡旋气机，党参、甘草、大枣则补而不滞。从宏观辨证看，胃脘痛的慢性胃炎或消化性溃疡患者，胃黏膜有水肿、充血、糜烂，萎缩性胃炎黏膜苍白、肠腺上皮化生。胃部黏膜水肿、充血、萎缩、出血恰为黄芩、黄连所主，其功擅清热燥湿解毒，黏膜苍白萎缩属虚寒，恰为党参、甘草、大枣所主，其功擅温里补虚。从中西医结合辨证论治看，能杀灭幽门螺杆菌（HP）的中药，黄连属首选药物，黄芩也有很好的抑制、杀灭幽门螺杆菌作用。党参、甘草、大枣是增强体质、提高机体免疫力的首选药物，效果可靠。可见，半夏泻心汤治疗多种疾病，尤其是对消化性溃疡、胃肠道功能紊乱，有着显著疗效。

【加减】临床运用时，首先视寒热之孰轻孰重，灵活调整干姜、黄芩、半夏的用量或取舍，常增白芍配炙甘草以缓急止痛。具体加减：若疼痛较剧者加川楝子、延胡索；兼灼痛似饥而不欲食，口干，五心烦热者加沙参、黄芩、石斛；久痛挟瘀有刺痛感者加失笑散；胃寒、喜温喜按，脉沉迟者，去黄芩加荜茇11g，陈皮16g，附子6g；食滞者加焦三仙各20g，焦槟榔16g，枳实、厚朴各11g，或合保和丸；胃脘灼痛，大便干结，体质壮实者加枳实、大黄各13g，并嘱患者饮食清淡，忌食辛辣厚味；胃脘冷痛，大便稀溏者加吴茱萸、砂仁各6g，肉桂13g，或合良附丸；胃脘胀痛连及两胁，伴嗳气、矢气减少者酌加柴胡11g，乌药、香附各13g，佛手16g，郁金13g，厚朴13g，并嘱患者畅情志，忌郁怒；进食后疼痛加重伴嗳腐吞酸者加川贝母、海螵蛸；嗳气频作者加旋覆花、赭石；黑粪或大便隐血试验阳性者加白及、地榆炭、黄芩炭各13g，麦芽6g，煅瓦楞子28g或茜草根13g，海螵蛸28g等活血止血药。

【按语】治疗期间要做好生活调节，忌食生冷油腻、煎炸及辛辣火热之品，宜清淡食物。中医尤注意饮食调节和心理疗法，白领阶层教其如何解郁，应酬过多人士教其如何合理饮食，生活水平偏低的患者，注重心理开导，用药低廉高效。

☯ 活血通络散（韩启凤方）

【组成】蒲公英15～28g，丹参11g，川楝子7g，广郁金13g，路路通13g，生白芍11g，生山楂11g，甘草4g。

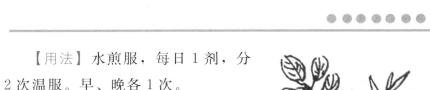

【用法】水煎服，每日1剂，分2次温服。早、晚各1次。

【功效】活血通络，疏肝理气。适用于慢性萎缩性胃炎。

【方解】中医认为，慢性萎缩性胃炎多由于肝气失于疏泄所致，上冲则脘胀、嗳气，横逆则胃痛、纳呆。日久气郁化火，胃津受损，移热胆府，阴血干枯；或肝气郁滞不行，脉络瘀阻。其病在经，久病入络。此为慢性萎缩性胃炎发病之根本，治则亦应以此三点立论。本方取丹参生新祛瘀、顺脉调经之意，

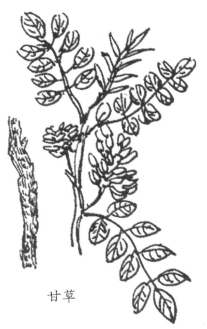

甘草

合疏肝经郁滞、镇痛健胃之郁金，促进胆汁分泌，增其消瘀止痛之功；蒲公英消炎疏肝，和胃补脾，祛邪扶正相得益彰：借路路通通利之性祛经络之留滞，宽中行气；以生白芍养血柔肝，伍甘草缓急和里；山楂配甘草，化瘀血而不伤正气，且山楂酸甘微温，助胃酸、行结气、醒脾气，又制丹参、蒲公英之寒凉；川楝子行气止痛。

【加减】若痛甚者加延胡索10g；胃纳欠馨加炒谷芽、炒麦芽各7g，或鸡内金10g，砂仁（后下）2g；胃胀满不消加陈皮8g，佛手柑7g；大便干结加麻仁丸（吞）6g。

【验案】许某，女，29岁，胃脘作胀时痛已久，嗳气呕恶，纳食不理。医院门诊胃镜检查示为慢性萎缩性胃炎。患者舌光剥中黄，脉细弦。此乃气郁化火，胃津受损，津枯血瘀。以生津清热、理气疏肝、通络活血为法。服本方加减14帖后自觉症状即减。服5个月后复查胃镜，胃窦炎明显好转。后续上方更进，基

本治愈。随访 2 年未见复发。

疏肝理气汤（惠直堂方）

【组成】白芍 16g，柴胡 11g，枳实 11g，厚朴 11g，香附 11g，丁香 6g，青皮 11g，鸡内金 11g，甘草 4g，生姜 3 片，大枣 6 枚。

【用法】每日 1 剂，水煎服，分 2 次温服。早、晚各 1 次。

【功效】理气和胃，疏肝解郁。适用于慢性胃炎。

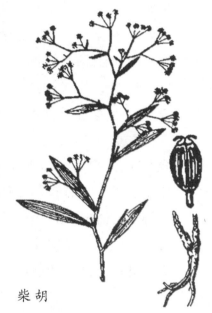

柴胡

【验案】洪某，女，56 岁，1991 年 4 月 11 日来医院就诊。有胃病 10 年，几个月前因与他人口角而发胃脘痛，甚则连及两胁，曾做胃镜检查提示慢性浅表性胃炎。曾服用中西药治疗，病情时轻时重，反复无常，迁延至今未愈。诊见患者胃脘部痞闷胀痛，连及两胁，作止无常，嗳气频作，纳差。患者舌淡、苔薄白，脉弦细。此乃肝气郁结，横逆犯胃之证，治则疏肝解郁，和胃理气。投以上方。服药 3 剂，疼痛减轻，仍食欲缺乏。上方加神曲 11g，麦芽 16g，再进 6 剂，诸症悉平。为巩固疗效，又嘱其服香砂养胃丸以调理善后，月余而愈。随访半年未见复发。

【按语】中医《杂病源流犀烛》曰："胃痛，邪干胃脘病也……惟肝气相乘为尤甚，以肝木性暴且正克也。"本患之胃痛乃肝气横逆，犯胃克脾所致。中医主张用药既不宜刚燥，又不宜滋腻，故用柴胡疏肝散去川芎加厚朴、丁香、青皮、鸡内金等以疏肝和胃，辛温而不燥烈，理气而不伤阴，使肝郁得舒，胀痛可止，又以健胃助运而收功。

💡 清热化瘀汤（刘仕昌方）

【组成】姜半夏 11g，黄连 13g，全瓜蒌 11g，制香附 13g，制苍术 13g，黑山栀子 13g，枳壳 13g，茯苓 16g，延胡索 13g，川芎 13g，炙甘草 6g。

【用法】水煎服，每日服 2 次，每日 1 剂。

【功效】和中调气，清化湿热。适用于慢性胃炎。

【验案】苗某，女，51 岁。患者常于食后上腹痞满不舒，有嗳气疼痛，起病已 2 年余，多于情绪激动或受寒后更加严重。患者营养中等，腹软有肠鸣音。舌苔微黄而腻，脉象弦迟。纤维胃镜检查提示为浅表性胃炎，活体组织检查报告为黏膜炎症。中医辨证为胃中湿热阻滞、气机失调，拟以清湿化热、和中调气之剂。用上方，服 15 剂后，上腹疼痛已止，痞满减轻，舌苔转为薄腻，脉象濡缓。再于原方减去延胡索、川芎，加党参、白术等，随症出入，续服 50 余剂，自觉症状全部消失而停药。

【按语】浅表性胃炎是中医的胃中湿热阻滞、气机失调之证。常选用小陷胸汤的黄连清热以消炎，姜半夏燥湿以化痰，全瓜蒌润滑以解凝。药虽不峻，能入胃络，清湿化热，消除痞满，确为治疗黏膜炎症的良好方剂。本例每因情绪激动而加重，显与气机郁结有关，由于病程日久，胃气虚弱，故采用本方调理气机。由此可知，待脘腹痛症状消失之后，改用四君子健胃益中以断其后。

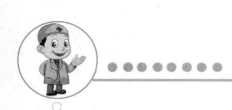

滋养脾阴汤加减（史晓潭方）

【组成】西党参、生地黄、白芍、山楂各 16g，炙甘草、石斛各 11g，阿胶（烊化）、麦冬、百合、佛手片各 13g，大枣 7 枚。

【用法】水煎服，每日 1 剂，每日 2 次，早、晚各 1 次。

【功效】滋养脾阴，补气益血。适用于慢性胃炎。

【验案】田某，女，40 岁，环卫工人，1984 年 9 月 16 日就诊。为胃痛宿疾，已有 8 年，曾做 X 线钡餐透视提示为慢性胃炎，胃液分析胃酸偏低，胃镜检查为浅表性胃炎。症见胸脘灼热如火燎，嗳气，胀痛，口干燥，倦疲易倦，精神萎靡，身体怠软，形体消瘦，头晕失眠，大便干结，2～3 天一行。脉沉弦细数，舌质偏红而干。辨证属气血两亏，脾阴不足。依上方服用 7 剂后胃脘如火燎疼痛已止，余症渐减。嗣后以本方加减变化，连服 3 个月，计 90 余剂，症状完全消失，饮食渐增，体重增加，终获康复。

【按语】本病一般病程长，患者体质虚弱，长期消化不良，气血不足。西医认为是一种功能衰退的退化性病变。中医认为，后天失调，气血生化不足，渐至元气亏耗，久虚不复，五脏相关，气血同源，阴阳互损，生理上即能相互促进，病理上必然相互影响，久而久之，酿成里虚之证，即脏腑气血不足、阴阳两虚、功能衰退的一种疾病。炙甘草汤重在补阴和阳，许多临床事实表明阴伤津液耗散者，常寓有阳损，往往单纯专一的滋阴而阴液难生，运用本方治疗本病（萎缩性胃炎）十分合拍，随症加减，颇获佳效。

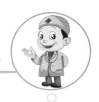

☯ 行气温中汤（崔秀玲方）

【组成】陈皮、炙陈皮、炙甘草各 7g，厚朴 11g，赤茯苓 16g，草豆蔻仁 10g，木香、干姜各 6g。

【用法】上方药加水 600ml，水煎至 250ml，取汁，分 2 次温服，每剂 2 煎，每日 1 剂。

【功效】燥湿除满，行气温中。适用于寒湿气滞证。症见脘腹胀满或疼痛，舌苔白腻，不思饮食。常用于现代医学的慢性胃炎、慢性肠炎、胃溃疡、妇女白带属寒湿气滞者。

【方解】行气温中汤中厚朴，性温，味苦辛，行气燥湿，消积平喘；能治湿阴中焦，气滞不利之脘闷腹胀；肠胃积滞之脘腹胀满、大便秘结，及痰饮喘咳之证，在本方中取其行气消胀，燥湿除满用途用。陈皮，性温，味辛苦，理气健脾，燥湿化痰；能治脾胃气滞证，湿痰及寒痰咳嗽，在本方中取其理气燥湿作用。甘草，性平味甘，补中益气，解毒清热，祛痰止咳，止痛缓急，调和药性；能治心脾气虚，痰多咳嗽，脘腹及四肢挛急作痛，热毒疮疡，咽喉肿痛，在本方中取其健脾和中作用。茯苓，性平、味甘淡，利水渗湿，健脾安神；能治各种水肿，脾虚诸症及心悸，失眠，在本方中取其健脾渗湿作用。草豆蔻，性温味辛，燥湿行气，止呕温中；能治寒湿中阻，脾胃气滞，寒凝湿郁，脾虚久泻，在本方中取其燥湿行气作用。木香，性温味辛苦，行气止痛；能治脾胃气滞，泻痢，腹痛胁痛。干姜性热味辛，温中散寒，回阳通脉，温肺化饮；能治脘腹冷痛，寒呕，冷泻，亡阳证，寒饮咳喘，在本方中取其温中散寒止痛作用。各药合用，共奏行气温中，燥湿除满之功。

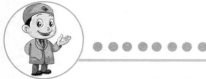

【附记】甘草，不宜用于湿盛胀满、水肿者；不能与大戟、芫花、甘遂、海藻同用。

【验案】杨某，女，48岁，1998年6月12日来医院就诊。

自诉胃脘部胀痛反复发作3年。到医院做胃镜检查诊断为慢性浅表性胃炎。现症见患者胃脘部胀痛，饥饿时明显，偶见夜间痛醒，稍有灼热感，时嗳气，口不苦，纳差乏味，大便偏干，苔薄白，舌质淡红，脉弦。治则疏肝解郁，理气和胃。

服上药7剂后，胃痛及灼热感减轻。继续以上方调理巩固。前后服药1个月，半年后随访，胃痛未复发。

健脾平胃散（黄健玲方）

【组成】厚朴、陈皮各6g，苍术7g，甘草4g，生姜3片，大枣3枚。

【用法】加水500ml，煎取汁300ml，分2次服，每日1剂。

【功效】行气和胃，燥湿健脾。适用于湿困脾胃之脘腹胀满、不思饮食、恶心呕吐、肢倦便溏、口中无味、舌苔白腻而厚者。常用于现代医学的慢性胃炎、胃下垂所引起的腹胀、消化不良等症。

【方解】健脾平胃散方中苍术，性湿味辛苦，最善健脾燥湿，故重用为君药。厚朴，性味苦辛温，功能行气化湿，为消除胀满之要药，以此为臣药。陈皮，性味辛苦温，理气健脾，化滞燥湿；既能燥湿，又能温化寒湿。甘草，性味甘平，取其甘缓和中以调和诸药。生姜、大枣，取其调和脾胃。生姜，入补益剂以调脾补胃，增强疗效。诸药相合，可使湿浊得化，气机调畅，脾胃复健，胃气和降，诸症自除。

【附记】①生姜，伤阴助火，故阴虚内热者忌服。②大枣，宜劈破去核煎服。

【验案】患者，某男，40 岁，教师，2005 年 7 月 13 日来医院就诊。

患者自述于 4 年前因工作过度劳累，加之饮食不节，饥饱失宜，又喜食生冷、油腻、辛辣之品，导致胃脘疼痛，嗳气，身倦乏力，身体逐渐消瘦。虽长期服用"吗丁啉、奥美拉唑、胃必治、雷尼替丁、健脾丸、气滞胃痛冲剂"等多种中西药物治疗，但病情时轻时重，反复发作，终未治愈。2005 年 5 月又因饮用冰镇啤酒而致胃痛加重，经胃镜检查诊断为慢性红斑性胃炎，十二指肠球部溃疡。现症见胃脘刺痛，痛处固定不移，腹胀，纳差，大便溏薄，每日 3 或 4 次，舌质淡暗，体胖大，边见瘀斑，苔白腻，脉沉涩。中医辨证属脾胃气虚，瘀血阻络。治则健脾益气，活血通络。

上方 20 剂后，诸症消失，饮食、精神、体力、大便均正常，面色趋于红润，体重较前增加，但每遇进食生冷、辛辣之品，即感胃中隐隐作痛，又服用 2 个月后，精神、饮食均好，无特殊不适，嘱其调节饮食，避免过度劳累，经复查胃镜提示为十二指肠球部溃疡愈合，病获痊愈。半年后随访，未感特殊不适。

☯ 补气健胃汤（张文青方）

【组成】炙甘草 6g，人参（去芦）、白术、茯苓（去皮）各 7g。

【用法】上药研细末，每服 10g，水一盏，煎至七分。通口服，不拘时候。入盐少许，白汤点亦得（现代用法：水煎服）。

【功效】健脾益气。适用于脾胃气虚证。症见面色萎白，语声低微，不思饮食，食少或便溏，四肢无力，舌质淡，脉细软。

【方解】方中人参性甘温，补虚益气，为主药。脾虚易致水湿内生，湿浊内生，脾又易为湿困，故配以白术甘苦性温，燥湿健脾，与人参相须为用，增强补中气，益脾胃之力，为臣药。茯苓味甘淡性平，健脾渗湿，与白术相配，尤善于健脾祛湿，以促进脾胃纳化水谷、运化水湿之功，为佐药。更以炙甘草加强甘

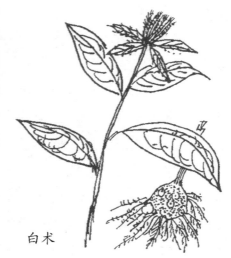

白术

温益气补中之效，且能调和诸药，为佐使药。诸药合用，脾运健则化源足，化源足则气得补。甘温平和，温而不燥，平补不峻是本方的主要特点。名为四君子者，即取意于其补而不峻，作用平和，犹如宽厚平和之君子。

【加减】若兼脾胃气滞而见胸膈痞满者，可加枳壳、陈皮、香附、木香、砂仁以行气调中，宽胸利膈；若兼胃失和降而恶心呕吐者，可加姜半夏、玄参以降逆止呕；若气虚及阳，脏腑失于温煦而见腹中冷痛，畏寒肢冷者，可加干姜、附子等以温中祛寒止痛。

本方功专益气健脾，为治脾胃气虚证的常用方剂，亦是补气的基本方，后世诸多补气或健脾的方剂，多从本方衍化而来。临床以面色萎白，舌淡苔白，气短乏力，食少体倦，脉虚弱为证治要点。

【按语】本方由四君子汤与理中丸组成，方中均有人参、白术、炙甘草三味，皆能益气健脾补中，用治脾气虚弱之证。但四君子汤中又配伍茯苓，以人参为主药，故重在健脾益气，适用于脾胃气虚，运化乏力之证；而理中丸则配伍干姜，并以干姜为君

胃肠病
传承老药方

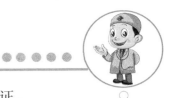

药，故重在祛寒温中，适宜于中焦虚寒，阳虚气弱之证。

☯ 行气越鞠丸（王维方）

【组成】川芎、香附、苍术、栀子、神曲各 6～13g。

【用法】研末，水泛为丸如绿豆大（现代用法：水丸，每服8g，温开水送服。或作汤剂煎服）。

【功效】行气解郁。适用于六郁证。症见胸膈痞闷，脘腹胀痛，嗳腐吞酸，饮食不消，恶心呕吐等。

【方解】行气越鞠丸方中香附性辛温芳香，解郁行气，适用于气郁，使气行则血行，气畅则痰、火、湿、食诸郁自解，为君药。川芎祛瘀活血以治血郁，又能行血中之气，以助香附行气解郁之功；栀子清热泻火以治火郁苍术燥湿运脾以治湿郁；神曲导滞消食以治食郁，共为佐药。五药合用，各具特性，行气为先，统治六郁。方中未用治痰之品，乃因痰之所生，多因气滞湿聚而成，若气行湿化，而痰郁自除。未用治痰之药，而治痰之法已寓于其中，蕴治病求本之意。

【加减】六郁之中常有偏重，临床运用时，须随诸郁轻重之不同，以变更其用量及君药，并适当加味用之，方能切合病情。如气郁偏盛，可重用香附，酌加陈皮、枳壳、厚朴等以行气解郁；血郁偏盛，重用川芎，宜加桃仁、红花、益母草、丹参以活血祛瘀；火郁偏盛，重用栀子，酌加黄连、通草、黄芩以清热泻火；湿郁偏重，重用苍术，宜加茯苓、泽泻以利湿；食郁偏盛，重用神曲，酌加山楂、麦芽以消食导滞；痰郁偏胜，加半夏、瓜蒌以祛痰。

本方为治六郁证的名方。临床以脘腹胀痛，胸膈痞闷，饮食

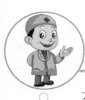

不消为证治要点。

【验案】唐某，女，58 岁，退休人员。有心气痛病史 15 年。素体虚弱，经常感冒，稍一不慎，即引发胃痛旧疾。半个月以来，因气痛发作，曾请中医诊治，内服高良姜汤、理中汤，并吞服礞石桂枝末、沉香末均无效。继改就西医诊疗，服复方氢氧化铝（即胃舒平）而痛益加剧，乃邀予治之。中医检查：六脉沉涩微弦，舌苔薄白。腹胀，嗳腐吞酸，胸脘痛拒按，恶心呕吐，不能饮食，日轻夜重，阵阵发作。辨证：脉证合参，为食积郁久化热，非胃寒虚证。中医治法：痛非虚证，古无补法，故用理中非宜。其为热痛而非寒痛，故用高良姜汤温寒理气亦非其治。详询其病因，病起于食糯米团，复与邻家吵架生气，证属气郁食滞所致。拟越鞠丸加味治之。处方：制香附 11g 苍术、川芎、焦栀子、炒建曲、山楂肉各 7g，小酒曲 4g。3 剂，每日 1 剂，水煎，分 3 次服。药后胃痛大减，能进稀粥 1 碗。复诊嘱吞服越鞠丸成药 150g以善后，不另处方。

【按语】中医所治之六郁，乃气、血、痰、火、湿、食郁结之证。或因寒温不适，或因情志所伤，或因饮食不节，以致肝、脾（胃）气机郁结，升降失常，运化失常，而致血、火、湿、食、痰相因而郁。故气郁为诸郁之首，而血、火、湿、食、痰郁结，则使气机更为不畅。中医治当行气解郁为主，兼以活血、燥湿、泻火、消食诸法。

养阴消痞汤（龙小玲方）

【组成】麦冬 16g，太子参 16g，制半夏 7.5g，柴胡 6g，生白芍 13g，炒栀子 7.5g，牡丹皮 7.5g，青皮 13g，丹参 16g，甘

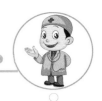

草 6g。

【用法】将药物用冷水浸泡 30 分钟，水煎服。首煎沸后文火煎 30 分钟，2 煎沸后文火 20 分钟。煎好后 2 煎混匀，总量以 200ml 为宜，每日服 1 剂，早、晚分服，饭前或饭后 2 小时温服。视病情连服 3 剂或 6 剂停药 1 天。俟病情稳定或治愈后停药。慢性萎缩性胃炎一般需坚持治疗 3 个月为 1 个疗程。

【功效】清中消痞，养阴益胃。适用于浅表性胃炎、反流性胃炎、萎缩性胃炎等病。症见似饥不欲食，口干不欲饮，胃脘痞塞，灼热似痛，五心烦热，纳呆食少，大便燥秘，舌红少津或舌苔光剥龟裂，脉细或数等。

【方解】养阴消痞汤方中太子参、甘草益气补中，以助脾胃之气阴；麦冬性甘寒清热，养阴益胃；制半夏和中降逆以消痞；青皮疏肝理气，导滞以散痞；柴胡解郁疏肝以畅胃；生白芍和中缓急以抑肝和胃；栀子清泻三焦郁火；牡丹皮凉血清泻阴火；丹参祛瘀凉血，调养胃络；甘草又能调和诸药。诸药合用以太子参、麦冬之补，柴胡之升，青皮、半夏之降，栀子、牡丹皮之清，白芍、甘草之和，丹参之消，合补、消、清、和、升、降于一炉，共奏养阴益胃、清中消痞之效。

【加减】泛恶欲吐者加竹茹、茯苓；口干舌燥者加黄连、通草、生地黄，太子参易沙参；噫气、矢气不畅者加佛手；气逆咽梗不适者加旋覆花、生赭石；食少难消者加鸡内金、炒谷麦芽、山楂、乌梅；大便溏薄者加山药、白扁豆，减栀子、牡丹皮；头眩、目涩者加枸杞子、菊花，去柴胡。

【验案】胡某，女，45 岁，工人，1987 年来医院就诊。

自诉有痞满、胃脘痛史 3 年，半年来病情加重，患者食欲缺乏，乏力消瘦，口干嗳气，有时恶心，便溏不爽，不能坚持工作，舌淡红，苔薄白，脉细弱。做胃镜及病理检查诊断为胃窦部萎缩性胃炎伴肠上皮化生。中医辨证属脾胃气阴两虚，气虚为主，中焦气滞。患者服上药 15 剂后，饮食增加，乏力减轻。然后配成浓缩散剂和消积散连续服用 4 个月后，症状消失，体力恢复如常。以后连续 2 年每年秋季服药 1 个月，至今身体健康，病未复发。

☯ 补胃安汤（王清任方）

【组成】炒白术 7g，太子参 7g，丹参 7g，柴胡 6g，赤白芍各 7g，炙甘草 4g，徐长卿 16g，白花蛇舌草 28g，炒黄芩 7g。

【用法】水煎服，每日 1 剂，每日 2 次，温服。

【功效】活血调气。适用于慢性萎缩性胃炎。

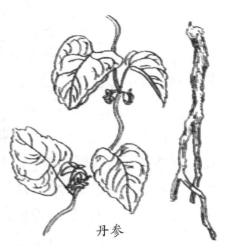

丹参

【方解】中医认为慢性萎缩性胃炎主要辨证为脾胃不和，血瘀气虚。采取的治疗方法为调气活血，为此拟定了"萎胃安"基本方，且随症加减。此方以太子参、炒白术为主药。太子参甘平，功似人参而力薄，为补气药中清补之品，健脾运而不燥，鼓舞清阳、振动中气而无刚燥之弊，且能久服，然气滞脘胀者慎用。白术性苦甘湿，既可培脾补胃，又能燥湿助运，湿甚者用生白术，补脾气用炒白术，两者相配，脾运得健，中气充足，气行则血行也。以丹参、赤白芍为臣药，活血凉血，和营通络，血流通畅，热无所依，且能改善胃黏膜血流量。以柴胡、黄芩为佐药，一升一降，平调脾胃之气机而助纳运。以白花蛇舌草、徐长卿为使药，止痛清热，兼顾虚实夹杂，瘀热互结。

【加减】脘胀者加炒枳壳、佛手等；嘈杂易饥者加怀山药、香扁豆等；口燥阴虚者加川石斛、天冬、南沙参等；纳谷不馨者加香谷芽、炒楂曲等；夜寐不安者加合欢皮、首乌藤等；便溏者加防风炭、炮姜炭等；胃脘刺痛者加九香虫、水蛭、刺猬皮等；胃酸缺乏者加乌梅、白花蛇、木瓜等；合并溃疡者加白及片、凤凰衣等；合并胃下垂或胃黏膜脱垂者加升麻、生枳壳等；胆汁反流者加旋覆花、赭石等；伴肠上皮化生或不典型增生者加白英、白花蛇舌草等。诸药合用则脾气健，胃气和，肝木调，瘀热自清，胃黏膜萎缩得以恢复，肠上皮化生或不典型增生得以消失，从而控制胃癌的发生。

🔹 生新逐瘀汤（于述宗方）

【组成】檀香 13g，丹参 28g，砂仁 13g，川楝子 11g，醋延胡索 16g，生蒲黄 13g，炒五灵脂 11g，三七粉（冲服）6g，乳香、没药各 13g，白及粉（冲服）6g，甘草 6g。

【用法】每日 1 剂，水煎服，每日 2 次，早、晚各服 1 次。

【功效】祛瘀生新，调气活瘀。适用于慢性胃炎。

【验案】何某，女，41 岁，教师。患胃痛 7 年余，近 2 周因情志不佳受冻胃痛又作，疼痛在剑突下偏左侧，痛处固定不移，而且痛如刀割，拒按，夜间疼痛加重。患者舌质暗，苔薄白，脉沉涩。胃镜检查为慢性胃炎。中医诊断为胃痛，证属气滞血瘀。治以调气化瘀止痛，祛瘀生新。用上方加香附 11g，木香 13g，枳壳 13g，柴胡 11g，青皮 13g，服药 1 个疗程后，疼痛大减；服药 2 个疗程后，临床症状完全消失，经胃镜检查，病变消失，胃黏膜基本修复。为巩固疗效，嘱其继服 1 个疗程。后随访 3 年，未见复发。

【按语】生新逐瘀汤是丹参饮、金铃子散、失笑散三方组合而成。丹参饮既能活瘀代滞，又能理胃顺气；金铃子散调气止痛活瘀；失笑散活血祛瘀止痛，又伍三七、乳香、没药以增强活血化瘀之力；白及粉、甘草有生肌之效，可促进胃黏膜的修复。诸药相伍，共奏理气活瘀、祛瘀生新之效。

🔆 疏肝清化汤（尹香花方）

【组成】白芍 13g，柴胡 13g，枳壳 13g，炙甘草 6g，黄连 4g，吴茱萸 1.5g，蒲公英 28g，佛手 13g，生麦芽 28g，神曲 13g，炙鸡内金 6g。

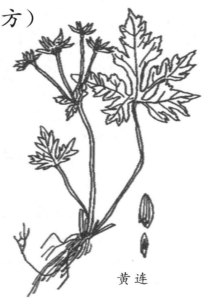

黄连

【用法】水煎服，每日 1 剂，煎煮 2 次和匀，共约 350ml，分早、晚 2 次于饭后 1.5 小时温服。症状缓解、病情稳定后，按上方比例研末，每次取 6g，分 2 次于饭后 1.5 小时开水调服，以 20～50 天为宜，以资巩固。

【功效】疏肝清化，疏胃和中。适用于慢性胃炎。

【方解】疏肝清化汤方中去枳实之破气，易枳壳以消痞降气，合柴胡之升举疏达，引"脾胃之气行阳道"；用白芍、甘草之酸甘化阴。缓急止痛：选蒲公英性苦寒清热，入肝胃二经，并散滞气；配黄连、吴茱萸之辛热开郁，暖脾而散寒邪，苦泄寒降，清肝火而泻胃热；更有佛手疏肝胃之滞气，滞气破则上下气机畅通，胃疏肝达；合生麦芽、神曲、炙鸡内金之和胃消食。疏肝气而不伤阴，入中宫而消脾积。诸药配伍，熔升降有序、辛开苦降、清热消滞于一炉，合力疏胃和中，疏肝清化，升清降浊，旨在"以平为期"。

【验案】宋某，男，41 岁，农民工，1984 年 3 月 15 日就诊。患者上腹痞胀隐痛，痛引两胁，嗳气频作，不思饮食，病情时轻时重。反复无常，迁延 2 载不已，每于情志刺激则恙情加重。1983 年 10 月在常州某医院做胃镜检查，病理诊断为慢性浅表性胃炎伴局部萎缩。多次服中西药治疗 5 个月，未见明显效果。症见上腹痞胀隐痛，痛窜两胁，餐后胀甚，叹息则稍舒，嗳气频作，不时泛酸，不思纳食。舌质淡红，苔薄黄腻，脉细滑关弦。此系肝胃不和，气郁食滞化热。治则疏胃和中，疏肝清化。给予上方，易炙鸡内金为制延胡索 13g，7 剂，水煎 2 次和匀，每日早、晚于饭后 1.5 小时各服 1 次。药后，上腹痞胀隐痛渐平，嗳气明显减少，纳食略启。效不更张，守原方继进 14 剂，上腹胀痛消失，诸症俱瘥。半年后追访，病未复发。

【按语】本方为治疗慢性胃炎的有效方。该方抓住肝气犯胃、食滞郁热之病机，在古方基础上化裁而成。遣方用药时注意降中有升，凉里寓温，疏不离和。

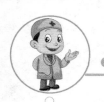

第六章
急性胃炎

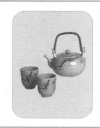

凉血清热汤（王子瑜方）

【组成】红花 7g，桃仁 11g，当归 7g，生地黄 7g，川芎 6g，赤芍 6g，牛膝 7g，桔梗 6g，柴胡 4g，枳壳 6g，甘草 4g，金铃子 13g，延胡索 13g。

【用法】水浸泡方药约 30 分钟，然后用大火煎药至沸腾，再以小火煎煮 30 分钟；每日 1 剂，分 3 次温服。6 剂为 1 个疗程，需用药 4～6 个疗程。

【功效】滋阴凉血，清宣郁热。适用于急性胃炎。

【加减】若夹阴虚者，加女贞子、麦冬、玄参，以滋阴凉血；若热甚者，加生地黄、赤芍、牡丹皮，以凉血活血；若瘀甚者，加三棱、红花、莪术，以活血行气；若不欲饮食者，加山楂、神曲，以消食和胃；若心胸烦热者，加栀子、淡豆豉，以清宣郁热等。

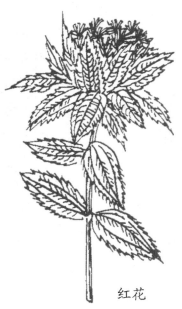

红花

【方解】凉血清热汤方中桃仁、赤芍、红花、生地黄、川芎，活血化瘀，兼清郁热。柴胡理气疏肝，调理气机。枳壳行气降气，与柴胡相用，一升一降，调理升降气机。当归活血补血，与桃仁等相用，活血中补血，化瘀不伤血。延胡索行气止痛。金铃子（川楝子）行气止痛。桔梗引药上，宣畅气机。牛膝引药下行，使瘀血从下而去。甘草益气帅血，调和药性。

☯ 和胃化痰汤（许润三方）

【组成】黄连 2.5g，紫苏叶 4.5g（后下），枇杷叶 7g，半夏 7g，茯苓 16g，竹茹 7g，枳壳 7g（炒），甘草 4g。

【用法】每日 1 剂，水煎服。每日 2 次服，6 剂为 1 个疗程。

【功效】和胃化痰，清肃苦降。适用于急性胃炎。

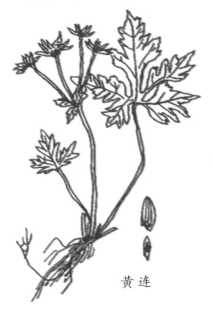
黄连

【验案】朱某，女，30 岁，农民工。近 2 年来恶心，呕吐，纳呆，厌油，便溏，精神萎顿，肢倦乏力，两胁胀痛不适，时咳逆上气。因其爱人患有传染病，自疑相染，于 1987 年 1 月 3 日来医院就诊。经检查，皮肤巩膜无黄染，腹平软，心肺正常，肝肋缘下可触及，脾未及，肝功能正常，HBsAg（－），上消化道钡餐造影未见异常。服西药月余未效，亦经中医诊治，服香砂六君子等温中散寒之剂，亦未见好转，遂于 1987 年 2 月 8 日，转笔者就诊。患者除上述诸症

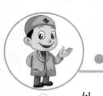

外，见面色萎黄，询知发病于产后 5 个月，系由情怀抑郁，饮食不慎而起。舌质红，舌尖有溃疡，苔薄白，脉细弦滑。审证切脉，认为此乃肺胃阴虚，肝木横逆，过胃犯肺，胃失和降所致。加减服用上方 6 剂。

第二诊时呕吐止，饮食少进，唯舌红苔少，时有咳逆。肺胃阴虚之象毕露，遂即转入甘平濡润柔肝和胃之治，仿沙参麦冬饮合一贯煎意化裁加入炮姜一味以反佐之，药用：南沙参 11g，麦冬 7g，石斛 7g，竹茹 11g，山药 16g，茯苓 11g，枸杞子 7g，川楝子 7g，炮姜 4g。10 剂。三诊时舌质转润，苔见薄白，脉亦缓和，诸症均减，精神见充，纳谷日增，遂以参苓白术散以善后调理。

【按语】中医诊本案为肝胃不和，阴虚作呕，病起于产后 5 个月，气阴两虚。加之患者情志抑郁，肝郁化火，更伤胃阴，故呕逆频作。且木火刑金，故时见咳逆上气。前医只见便溏肢倦，投以温中散寒，遂使阴津愈耗，虚火更炽。今治以薛生白的苏叶黄连汤泻火降胃，合温胆汤和胃化痰先治其标。呕吐少止，再仿沙参麦冬饮、一贯煎合方加减养肝胃之阴，一味炮姜反佐取之，再以参苓白术散补脾肺而收全功。

☯ 养胃生津汤（路志正方）

【组成】半夏 24g，麦冬 168g，人参 7g，甘草 6g，粳米 7g，大枣 12 枚，玄参 28g，生地黄 24g。

【用法】水浸泡方药约 30 分钟，然后用大火煎药至沸腾，再以小火煎煮 35 分钟；每日 1 剂，分 3 次温服，6 剂为 1 个疗程，需用药5～8个疗程。

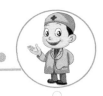

【功效】养阴清胃，调脾补中。适用于急性胃炎。

【方解】方中重用麦冬生津养阴，滋液化燥。人参益气补中，调营和阴。粳米益脾健胃，化生阴津。半夏开胃行津，调畅气机，降肺胃逆气，制约滋补壅滞气机。生地黄、玄参清热凉血，养阴润燥，助麦冬清热养阴生津。大枣、甘草益胃气，养脾阴。

【加减】若胃阴虚甚者，加玉竹、南沙参、石斛，以滋养胃阴；若肾阴虚者，加枸杞子、鳖甲，以滋补肾阴；若血虚者，加熟地黄、白芍、何首乌以滋补阴血；若大便干结者，加火麻仁、郁李仁，以润肠通便；若饥不思食者，加山楂、神曲，以消食和胃降逆等。

【验案】苗某，男，55岁，西安人。主诉有15年胃及十二指肠球部溃疡，服用中西药，可病情时好时坏，近因遇寒加重而前来诊治。刻诊：胃痛，胃胀，吞酸，夜间痛甚如针刺，饥饿疼痛明显，倦怠乏力，舌质暗紫，苔薄白，脉虚。辨为气虚夹瘀证，治当健脾益气，活血化瘀，用桂枝人参汤与失笑散合方加味，桂枝11g，炙甘草11g，白术7g，红参7g，干姜7g，五灵脂11g，蒲黄11g，白芍24g，延胡索11g，山药16g。6剂，水煎服，每天1剂，每日分3服。二诊：胃痛减轻，胃胀解除，以前方6剂。三诊：吞酸消除，胃痛止，以前方6剂。四诊：诸症较前明显好转，以前方6剂。之后，以前方治疗20余剂，病已痊愈。随访2年，一切尚好。

【按语】临床根据倦怠乏力、脉虚辨为气虚，再根据夜间遇寒痛甚如针刺、舌质暗紫辨为瘀，以此辨为气虚夹瘀证。方以桂枝人参汤中气补益，通达阳气，以失笑散活血止痛化瘀，加白芍益血缓急止痛，延胡索活血止痛，山药补脾益胃。方药相互为用，以奏其效。

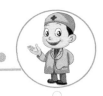

第六章

急性胃炎

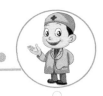

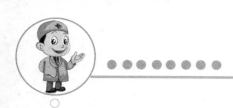

☯ 益气健胃汤（杨艳方）

【组成】炒白术 13g，潞党参 16g，白芍 13g，炒枳壳 13g，高良姜 6g，陈皮 6g，法半夏 13g，川桂枝 4g，木香 6g，炙甘草 4g。

【用法】水煎服，每天 1 剂，早、晚各服 1 次。

【功效】健胃和中，温运脾阳。适用于胃脘痛属于中虚气滞型的急性胃炎、浅表性胃炎、萎缩性胃炎及十二指肠球炎。

【方解】中医结合临床实践，汲取先贤"人以胃气为本""脾胃属土，惟火能生"的学术思想，自拟本方，冀能甘温补中，中气得益，湿化气行，升降润燥复常，以达温运脾阳、健胃和中之目的。

方中党参、白术补中益气，善治脾胃气虚诸证；桂枝通阳温经，白芍止痛缓急，但使用时白芍用量要倍于桂枝，取其温阳而不伤阴，又能加强止痛之力；高良姜温中祛寒，木香止痛行气，陈皮、半夏化痰理气降逆，枳壳破气宽中，甘草调和诸药。

☯ 疏肝养胃汤（冯华方）

【组成】炒白术 13g，当归 13g，醋柴胡 6g，木香 6g，白芍 16g，法半夏 13g，陈皮 6g，炒枳壳 13g，姜竹茹 6g，佛手 6g。

【用法】水煎服，每天 1 剂，每天 2 次，早、晚各服 1 次。

【功效】理气降逆，疏肝和胃。适用于胃脘痛属于肝胃不和型

的浅表性胃炎、萎缩性胃炎及
十二指肠球炎。

【方解】疏肝养胃汤具有
和胃疏肝、降逆理气之功，能
恢复肝之条达之性，以协调脾
胃升降。肝气得疏，胃气和
降，则土荣木旺，脘痛得愈。
方中柴胡、木香、枳壳、佛手
性辛散疏达（其中柴胡必须醋
制）；当归、白芍柔肝止痛；

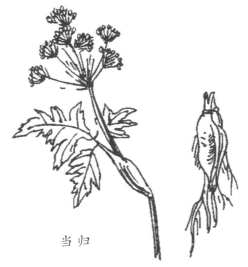

当归

白术、陈皮、半夏和胃降逆；气滞日久则防瘀滞，故加血中气药
之当归；姜竹茹味甘而微寒，意在增强止呕开郁之功。

健脾止痛汤（于述宗方）

【组成】黄连、炙甘草各 6g，黄芩、法半夏、炮姜、枳壳、
香附各 7g，扁豆 16g，薏苡仁、党参各 20g，泽泻、厚朴、延胡
索各 11g。

【用法】每日 1 剂，水煎服，早、晚各服 1 次，8 剂为 1 个
疗程。

【功效】调和升降，燥湿运脾。适用于急性胃炎。

【验案】陈某，男，31 岁，工人，2004 年 9 月 16 日来医院就
诊，门诊病历。

现症见心下痞满，脘腹胀痛，口干口苦，纳差便溏，每日
3 或 4 次，舌质红，苔薄腻，脉弦，病史 1 个月，体倦乏力。到医

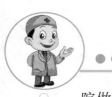
院做胃镜检查诊断为急性胃炎。辨证属寒热互阻，升降失常。

服上药后，心下痞满减轻，脘腹隐痛，仍口干纳少，大便偏溏，每日1次，舌质红，苔薄白，脉缓。治疗再以上法加减，药用党参、白芍各11g，白术16g，法半夏、黄芩、炮姜、厚朴、杏仁、香附各7g，莲肉13g，陈皮6g，木蝴蝶6g，生牡蛎28g。水煎服，每日1剂，7剂。

服上药后，纳后心下痞满，大便成形，每日1次，纳差，舌质红，苔薄，脉缓。拟陈夏六君子汤加味善后，药用法半夏、枳壳、厚朴、神曲、川楝子各7g，陈皮6g，党参、黄芪、白芍、白术各16g，肉桂4g，云苓11g。水煎服，每日1剂，7剂。药后诸症消除。

【按语】中医认为浅表性胃炎，若兼有大便溏薄之症，并见舌质红，苔薄腻，说明寒热互阻中兼有湿重之象，故用半夏泻心汤加枳壳、扁豆、厚朴、薏苡仁等利湿健脾之品，药后症减。若湿邪已轻，仍于原方去黄连，加莲肉、白芍、牡蛎敛脾阴，再加杏仁、木蝴蝶以止痛。药后效显，最后以陈夏六君子汤收功。

☯ 行气和胃散（刘奉伍方）

【组成】苍术去粗皮，米泔水浸2日，16g；厚朴去粗皮，姜汁制，炒香陈皮去白，各7g；甘草锉，炒，6g。

【用法】研细末，每服10g，以水一盏，入姜10g，干枣2枚，同煎至七分，去姜、枣，带热服，空心食前；入盐一捻，沸汤点服亦得（现代用法：共为细末，每服3～6g，姜、枣煎汤送下；或作汤剂，水煎服，用量按原方比例酌定）。

【功效】行气和胃，燥湿运脾。适用于湿滞脾胃证。症见口淡无味，恶心呕吐，脘腹胀满，不思饮食，嗳气吞酸，肢体沉重，怠惰嗜卧，常多自利，舌苔白腻而厚，脉缓。

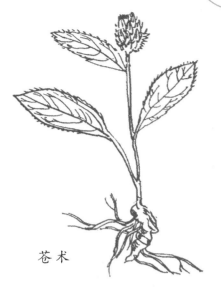

苍术

【方解】中医采用本方所治之证，乃因湿脾困胃，气机阻滞，运化失司，胃失和降所致。治则运脾燥湿，行气和胃。

行气和胃散方中重用苦温性燥之苍术，化湿运脾，为主药。厚朴味苦温除湿，行气除满，以加强苍术燥湿健脾之力，为佐药。因湿盛气滞，故配陈皮理气化滞，和胃醒脾，助厚朴下气降逆，以求气行则湿化，为佐药。使以甘草甘缓和中，调和诸药，缓和诸药之燥性；更用生姜、大枣调和脾胃以助运化。诸药合用，共奏燥湿运脾，行气和胃之功，使湿浊得化，气机调畅，脾胃复健，诸症自除。

【加减】本方为燥湿运脾和胃之基础方，专治湿滞脾胃之证。临床以舌苔白腻而厚，脘腹胀满，脉缓为证治要点。

若兼食滞不化者，宜加炒神曲、焦山楂、鸡内金、炒麦芽以消食化滞；若见腹胀便秘者，宜加槟榔、莱菔子、大黄、枳实以消积导滞；若证属寒湿，腹冷便溏，畏寒喜热者，宜加干姜、附子、肉桂以温化寒湿；若证属湿热，舌苔黄腻，口苦而干而不欲饮者，宜加黄连、黄芩以清热燥湿。

【验案】王某，女，22岁，学生，1985年5月20日诊。患者胃脘胀痛，拒按，嗳腐吞酸，胃中灼热7天。伴口苦、往来寒热，

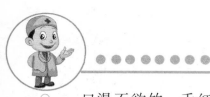

口渴不欲饮。舌红，苔黄腻，脉滑数。体温 39℃，白细胞计数 $14.72×10^9/L$，中性粒细胞 0.64，淋巴细胞 0.35。证属寒热犯胃。治则和解表里，祛湿止痛。日服 1 剂，10 剂而愈。

【按语】临床上的急性胃炎，属中医胃脘痛范畴。多由寒热犯胃，影响脾胃正常运化功能，导致饮食积滞、湿滞胃脘，气机升降失调。本方具有和解表里、除湿消滞、止痛和胃之功。药证相符，故疗效满意。脘腹痛甚者加木香、沉香；脘腹胀甚者加山楂、神曲；胃酸多者加乌贼骨、瓦楞子。

☯ 健脾解郁汤 （张仲源方）

【组成】炒大黄 6g，柴胡 7g，炒枳实 7g，茯苓 7g，姜半夏 7g，炒白芍 7g，丁香 4g，黄芩 7g，生姜 7g，大枣（切开）4 枚。

【用法】水煎服，每日 1 剂，早、晚各服 1 次。

【功效】健脾和胃，疏肝解郁。适用于急性胃炎。

【方解】健脾解郁汤用柴胡、黄芩疏少阳经络以清热，兼祛表邪；用白芍助柴胡泄犯胃之邪以止呕；用半夏疏胃气之滞，使之和降；用枳实、大黄攻其满而清其热；用生姜、大枣回复已伤之胃气；加丁香和胃，茯苓健脾，兼祛心悸，如此诸症可除。

【验案】宋某，女，37 岁，教师。1969 年 10 月 30 日来医院就诊：患者胃脘不舒，呕吐泛酸，食入即吐，时已 2 个月余，且身痛头重，纳差，身体乏力，心慌，气短，大便七八日不下，月经提前，脉沉涩，舌有裂纹。遂以上方 2 剂。服药效果良好，呕吐大减，大便顺利解下，唯余心烦一证，脉沉伏。10 月 30 日处方加桔梗 7g，竹茹 4.5g。2 剂，隔日 1 剂。三诊：诸症已愈，唯面部、手部、脊背经络不舒，麻木拘紧，脉沉缓。处方：桂枝 7g，葛根 7g，白芍 7g，甘草 6g，石菖蒲 4.5g，木瓜 6g，木香 2.4g，砂仁 2.4g，生姜 4.5g，大枣 7g。2 剂，隔日 1 剂。

【按语】中医认为本病肝郁犯胃，虽有身痛头重等表证，但主要在于呕吐泛酸，食入即吐等里证。盖肝味主酸，其气横逆，时时上泛；病程较久，胃实热结已重，胃脘不舒可知，大便七八日不下，故少阳证少，阳明证多。至于心慌、气短，是因呕吐不止、便实心烦所致。故选用大柴胡汤加丁香、茯苓。

患者二诊时，药效良好，呕吐大减，唯有心烦不除，所以加桔梗养气通窍，开发和解，竹茹为治上焦烦热良品，治胃气呕逆要药，两者合用可以祛除心烦。三诊时，肝邪犯胃诸症悉退，又出现面部、手部及脊背经络不舒，麻木拘紧，乃开与桂枝加葛根汤加味，用于疏利太阳经络，并参以舒筋、和胃相结合。

☯ 温中健脾汤（杨德胜方）

【组成】白术 13g，党参 13g，炙甘草 6g，茯苓 13g，陈皮 6g，半夏 13g，吴茱萸 6g，川楝子 13g，荔枝核 13g，延胡索 6g，香附 6g，高良姜 6g，乌药 13g，生姜 3 片，大枣 3 枚。

【用法】每日 1 剂，水煎服，每日 2 次，早、晚饭后各服 1 次。

【功效】平冲止呕，温中健脾。适用于急性胃炎。

【方解】温中健脾汤方中党参、白术、茯苓健脾补气；高良姜、大枣、甘草温胃和中；半夏、生姜、吴茱萸散寒温中，降逆止呕；川楝子、香附、荔枝核、乌药、延胡索等，疏肝暖肾以平冲。全方共奏和胃健脾，温中降逆之功，故使呕吐、冲气相继而愈。

【验案】田某，男，52 岁。2001 年 5 月 3 日来医院就诊：面色白，食欲缺乏，恶心，食入即吐，脘腹疼痛，泛酸，日久不愈。素体虚弱，小腹抽痛、憋胀，肠鸣。自觉有气自脐下向上顶冲。患者出虚汗，倦怠无力，大便偏溏，小便发黄，并偶带白浊。舌淡苔白，脉象沉弱。此为脾虚胃寒兼冲气上逆之证。二诊：上方服 5 剂，食欲好转，呕吐，泛酸，积气顶冲，出虚汗等症均显著好转。小腹仍憋胀跳动，舌淡、苔白，脉沉弱。仍遵原方，加茯苓为 11g，广木香 6g，怀牛膝 13g，大腹皮 6g。水煎空腹服。三诊：上方服 9 剂，食欲倍增，已经恢复至病前水平。呕吐，积气顶冲，小腹憋痛等症状已愈。患者近 1 个月来，只觉阴囊发冷，出汗，苔白，脉沉。处方：党参 13g，白术 13g，炙甘草 6g，茯苓 11g，半夏 13g，陈皮 6g，吴茱萸 6g，香附 6g，高良姜 6g，炒小茴香 13g，乌药 6g，肉桂 6g，草豆蔻 6g。水煎服 4 剂后，诸症遂安。

【按语】根据中医理论胃主纳谷，其气宜降，脾主健运，其气宜升。本病案脾虚胃寒，脾失健运，不能化精微为气血营养全身，故面色白，倦怠无力，虚汗不止；水走肠间，则漉漉有声，肠鸣腹胀，大便溏薄；胃失和降，则呕吐清水，食欲缺乏；呕吐日久，下伤肝肾，则出现冲气上逆，小腹不适。病至此，中阳不振，脾胃虚寒，急当温中健脾，和胃降逆。

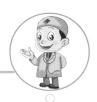

☯ 柴胡理气汤（王授理方）

【组成】陈皮 11g，柴胡 11g，川芎 13g，枳壳 13g，白芍 13g，香附 13g，炙甘草 3g，槟榔 13g，沉香 13g，乌药 13g，人参 6g。

【用法】水浸泡方药约 30 分钟，然后用大火煎药至沸腾，再以小火煎煮 30 分钟；每日 1 剂，分 3 次温服。6 剂为 1 个疗程，需用药 3～5 个疗程。

【功效】理气和胃，疏肝解郁。适用于急性胃炎。

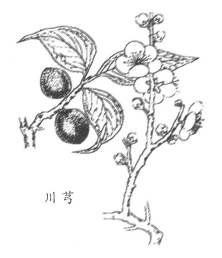

川芎

【加减】若胁痛甚者，加延胡索、益母草、川楝子，以疏肝行气止痛；若腹胀者，加枳实、陈皮、木香、厚朴，以行气除胀；若叹息者，加旋覆花、代赭石、丁香，以降泻浊逆。

【按语】柴胡理气汤方中柴胡解郁疏肝，调理气机，乃治肝郁之要药。白芍敛肝柔肝，缓急止痛和胃。香附调经止痛理气，助柴胡解郁行气。陈皮消食导滞。枳壳理气降泻浊逆。川芎通络止痛。乌药疏肝行气散结。沉香降逆纳气平喘。槟榔行气下气导滞。人参益气补中，制约行气药不伤气。甘草益气，助白芍缓急止痛，并调和诸药。

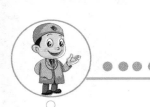

第七章 胃黏膜脱垂

       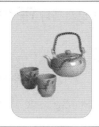

生津益胃汤（朱庆文方）

【组成】半夏24g，麦冬168g，人参7g，甘草6g，粳米7g，大枣12枚，沙参7g，冰糖4g，生地黄16g，玉竹6g。

【用法】水浸泡方药约30分钟，然后用大火煎药至沸腾，再以小火煎煮30分钟；冰糖冲服；每日1剂，分3次温服。6剂为1个疗程，需用药2～5个疗程。

【功效】和胃降逆，益胃养阴。适用于胃黏膜脱垂。

【方解】生津益胃汤方中重用麦冬、生地黄，生津养阴，滋液除燥。人参益气生津，调营和阴。粳米益脾胃，化生阴津。半夏开胃行津，调畅气机，降肺胃逆气，制约滋补壅滞气机。沙参、玉竹滋养脾胃之阴，清热润燥。冰糖滋阴生津，兼以益气。大枣、甘草益胃气，养脾阴。

【加减】若胃脘隐隐作痛者，当归加白芍、石斛，以滋阴养血，缓急止痛；若饥不欲食者，加山楂、鸡内金、神曲，以消食和胃；若大便干者，加肉苁蓉、火麻仁，以滋补润燥通便；若盗汗者，加五味子、牡蛎，以收涩止汗。

【验案】黄某，男，33 岁，教师，1984 年 1 月 6 日来医院就诊。

患者自诉素患胃疾，屡治未愈，形体消瘦，面色无华，纳呆脘胀而痛，犹如针刺，吃饭更甚，二便尚调，舌色暗，苔薄白，脉弦细。1983 年 10 月 29 日在南通医学院附属医院做胃镜检查诊断为胃黏膜脱垂，胃窦部萎缩性胃炎，十二指肠球部炎症，食管炎。中医辨证属中虚已久，瘀阻胃络，气机不利。治则培中土，化瘀滞，调气机。

患者药用上方，月余后，体重明显增加，面色红润，较前大有好转，胃痛未作，纳谷大增，已能正常上班，苔薄白，脉细。续服 18 剂。服用后，纳谷正常，体重续增，能坚持全日工作。嘱其再服以巩固之。

当归止痛方（王多让方）

【组成】当归、丹参、桃仁、三棱、莪术、九香虫、刺猬皮、五灵脂、生大黄各 7g，红花 6g，乳香、没药各 4.5g，全瓜蒌 11g。

【用法】每日 1 剂，水煎服，早、晚各服 1 次。

【功效】止痛活血祛瘀。适用于胃黏膜脱垂。

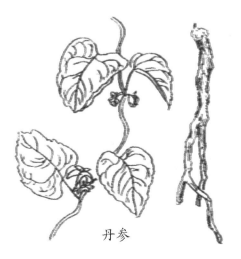

丹参

【方解】方中丹参、当归、桃仁、红花、五灵脂、乳香、没药、生大黄活血祛瘀而止痛；三棱、莪术、刺猬皮消积散结；九

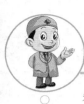

香虫、全瓜蒌宽胸理气和胃。

【验案】钱某，女，29岁，教师，胃刺痛持续年余，百药罔效，到医院钡餐检查诊为胃溃疡及胃黏膜脱垂症。痛有定处，如锥刺刀割，胃部坚硬拒按，大便色黑。舌质紫暗、边有瘀斑，脉弦涩。此久病入络，瘀血内停，投以上方。药后得畅便3次，胃部坚硬感消失，服5剂后胃痛已止，大便转黄，原方去大黄，继服7剂而愈。

疏肝理气汤加味（金寿山方）

【组成】柴胡、郁金、川楝子、乌药、黄芩、丹参各13g，百合18g，蒲公英、生牡蛎各16g，甘草6g。

【用法】水煎服，每日1剂，每日2次服，早、晚各1次。

【功效】止痛疏肝理气。适用于胃黏膜脱垂。

【验案】杨某，女，48岁，农民，1985年11月3日来医院就诊。患者反复胃脘疼痛15年，时常复发。曾做胃镜检查诊断为胃溃疡，服西药2个月，仍不见效，故求中医药治疗。来医院就诊症见：胃脘隐痛，连及两胁，呃气，得食得温痛减，纳差，餐后腹胀，泛吐清水，口苦口臭，烦躁易怒。患者舌淡红、苔薄白，脉小弦略数。医院胃镜检查：幽门黏膜充血，胃窦角、伴大小弯黏膜均充血、水肿，红白相间，胃窦部前壁及后壁各有一粗隆黏膜伸入十二指肠球部，胃窦前壁见约0.7cm×0.4cm之凹陷性溃疡，白苔分泌覆盖。印象：①胃溃疡；②慢性浅表性胃炎；③胃黏膜脱垂。辨证属寒热相杂，治以疏肝和胃、寒温并进。服上方30剂后，疼痛明显减轻，口臭消失，原方去蒲公英，加明党参13g，守方服2个半月，诸症消失。1986年6月2日胃镜复查：胃溃疡与胃黏膜脱垂已愈合痊愈，浅表性胃炎好转。1986 年 8 月 20 日随访，胃痛未复。

【按语】本方是金寿山治疗胃脘痛的经验方。金老临证时，治脾胃疾病常佐以治肝，治肝胆常辅以治脾胃，相得益彰。本患系寒热错杂之证，故于肝胃百合汤中加蒲公英以清热，生牡蛎、甘草收敛生肌、修复胃黏膜。诸药相伍，共奏疏肝和胃、寒热并调之效。

☯ 滋阴养胃汤加味（姚敏方）

【组成】沙参 28g，生地黄 28g，枸杞子 11g，麦冬 16g，当归 11g，川楝子 11g，牡丹皮 11g，台乌药 24g。

【用法】每日 1 剂，水煎服，每日 2 次，早、晚各服 1 次。

【功效】缓急止痛，滋阴养胃。适用于胃黏膜脱垂。

【验案】战某，女，55 岁，1980 年 10 月 4 日来医院就诊。自 1976 年即患胃脘疼痛，打嗝，腹胀，食欲缺乏，大便时干时溏，进食后胃脘疼痛更加严重，但无泛酸、呕吐、矢气等症状。虽经治疗效果不显，于 1979 年 3 月 31 日 X 线钡餐透视，提示：幽门管增宽，黏膜向十二指肠球部突出，球底呈伞状，符合胃黏膜脱垂的 X 线片所见。又先后于本院门诊服用四君子汤、小建中汤、天台乌药散、香砂六君子汤、小陷胸汤、苓桂术甘汤、保和丸、柴芍六君汤、大建中汤、和肝汤、参苓白术丸、良附丸、橘红丸、启脾丸等均未获效。患者上述症状时轻时重，脘痛腹胀明显加重，且伴恶心欲吐，全身乏力，大便 1 天 2 次，伴有不消化食物，空腹时胃痛较重，无吞酸嘈杂，但不能吃生冷及辛辣食物，食后则疼痛更剧。其舌质鲜红，根部有薄腻苔，脉弦。X 线钡餐造影复查所见同上。诊为肝阴偏虚，继前医用药无效经验，改为一贯煎加味，投以原方。服药 8 剂后，胃脘疼痛消失，患者因左侧腹股沟湿疹，暂转治湿疹。半个月后胃脘痛等症状又发，又改投前方加二陈服 4 剂后，脘痛、腹胀及纳差等症状又消失。1980 年 11 月 12 日复查：胃脘疼痛等症状未再发作，拟再行钡餐透视复查，惜患者不协作而未行，嘱其照上方再服 12 剂以巩固疗效，防止复发。1981 年 12 月 20 日随访，脘痛等症状未再复发。

【按语】临床胃黏膜脱垂一病，十分常见，中医多以脾胃气虚论治，辄获佳效。本案患者先采用健脾益气、和胃助运等治疗方法，未能取效，反伤及肝胃之阴，导致肝胃阴虚，故投以一贯煎加味滋阴养胃，缓急止痛而取效，俾数年未愈之顽疾而获愈。

☯ 补中益胃汤（王革新方）

【组成】炙黄芪 16g，党参 13g，白术 13g，川黄连 4g，法半夏 6g，陈皮 10g，茯苓 13g，炙甘草 4g，泽泻 6g，防风、羌活、柴胡各 4g，白芍 13g，生姜 3 片，大枣 7 枚。

【用法】每日 1 剂，水煎服，每日 2 次，早、晚各服 1 次。

【功效】燥湿泄浊，升阳益胃。适用于胃黏膜脱垂。

【方解】补中益胃汤方以党参、黄芪、白术、甘草，合柴胡、羌活、防风宣阳养胃以治其本；茯苓、陈皮、法半夏燥湿，和胃降逆；川黄连清余热，并厚肠胃以治标；泽泻助茯苓、法半夏以祛湿；白芍制肝以安胃；生姜、大枣调营卫以建中州。诸药合用，共奏升阳益胃、燥湿泄浊之效。

【验案】唐某，男，24 岁，农民工。患者病胃脘疼痛 2 年余。近 1 个月来，痞胀加重，食欲缺乏，食后嗳气，饥则作痛，嘈杂。

患者舌苔薄黄、质红，脉缓滑。医院胃镜检查见：胃底黏液糊，多量胃液潴留，胃窦水肿，皱襞增粗，突入球部，幽门松弛。提示：胃黏膜脱垂，慢性浅表性胃炎。证属饮食劳倦，内伤脾胃，湿浊中阻。给予本方 5 剂后，痞满较宽，嘈杂亦减，脘痛已止。继以原方，随症加减，调治 2 个月而康复。

☯ 和胃健脾汤（曹继新方）

【组成】覆盆子 16g，炒枣仁 42g，山药 24g，黄芪 16g，莲子 11g，锁阳 11g，白术 16g，鸡内金 18g，青皮 7g，香附 7g，砂仁 11g，党参 11g，百合 11g，白及 11g，浙贝母 16g。

【用法】水煎 2 遍，每日 1 剂，分 2 次温服。

【功效】和胃疏肝，补肾健脾。适用于胃黏膜脱垂。

【验案】崔某某，男，工人，45 岁，1958 年 4 月 20 日来医院就诊。胃痛七八年，经常饭后上腹部发闷，有阻塞感，重时即痛，嗳气，呕吐清水，时

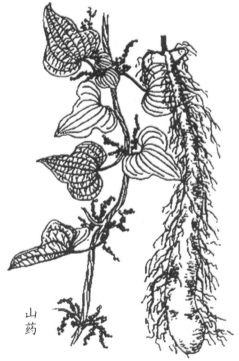

山药

轻时重，饮食一般，大便时干时溏，小便黄，曾到医院检查，诊断为胃黏膜脱垂症并发溃疡病。病后睡眠较差，时有遗精。查体：体瘦，面色暗黄，舌质淡红、苔薄白，脉沉细而弱。此乃肝胃不

和，脾肾两虚。中医拟疏肝和胃，补肾健脾。给予上方服药5剂，睡眠好转，胃部胀、闷、痛等症均轻，大便偏干。舌苔黄，脉象同前。证属肝经郁热，宜用泄热清肝、润便养阴、健脾养心、和胃理气之剂。处方：炒枣仁42g，菟丝子24g，女贞子11g，当归7g，肉苁蓉16g，熟地黄16g，芦荟0.6g，草果仁2g，大腹皮11g，神曲7g，青皮7g，山栀子7g，木香7g，百合11g，白术7g，鸡内金11g，水煎服。另用沉香1.5g，天竺黄2.1g，琥珀0.6g，共为细粉，分2次冲服。服药后，腹胀、胃痛明显减轻，大便已正常。舌苔、脉象已正常。郁热已清，仍以来医院就诊方略行加减继服。

【按语】中医认为胃病以脾胃为病变的根本，但其关系脏腑与肝、肾甚密，在五行上肝木时时克脾土，而肾与脾胃乃先天、后天之关系，先天生后天，后天养先天。

中医在治胃病之余甚注重疏肝、滋肾。因肝疏木自达，火胜食自化。因此在治胃同时，还要治肝肾。

🔅 和中清热汤（蒲辅周方）

【组成】黄连11g，大黄6g，黄芩4g，白芍11g，吴茱萸11g，淡豆豉13g，栀子14g。

【用法】水浸泡方药约30分钟，然后用大火煎药至沸腾，再以小火煎煮30分钟；大便干结者，大黄煎煮约15分钟；每日1剂，分3次温服。6剂为1个疗程，需用药8～12个疗程。

【功效】和胃制酸、清宣郁热。适用于胃黏脱垂。

【方解】和中清热汤方中栀子清郁透热，解郁除烦。大黄泻热于下。黄连、黄芩，清郁泻热，燥湿制酸。吴茱萸性辛热开达，疏利气机，兼防苦寒药凝滞。白芍敛阴泻热，缓急止痛。淡豆豉气味清轻，宣散郁热从表而散，和中益胃，防止清泻伤中。

【加减】若胸胀者，加枳实、沉香、瓜蒌，以开胸除胀；若胸痛者，加五灵脂、红花、蒲黄，以活血止痛；若胸中烦热者，加竹叶、石膏，以清泻蕴热；若大便干结者，加芒硝、厚朴，以行气软坚，泻热通便等。

【验案】李某，女，52岁，教师，1960年9月1日来医院就诊。患者经常胃脘痛，食纳欠佳，无嗳气及吐酸，大便偏燥，2～3天1次。手心常出汗，睡眠不宁。多次检查为胃窦部黏膜脱垂。患者脉弦缓有力，舌淡、苔秽腻。中医辨证为肠胃失调，治则调和肠胃。投以上方，每次饭后服2.1g，白开水送下。临睡前再服桑椹膏1小匙，温开水冲服。患者服用上方后，胃脘胀痛大减，饮食增加，睡眠见安，手汗减，大便正常，脉弦略减，秽苔未净。原方加茵陈28g，服法同前。继服30剂，胃部胀痛基本消失，停药后又感腹胀但不痛，食纳、二便、睡眠均正常。原方续服，诸症消失。

☯ 降逆和胃汤（王余云方）

【组成】茯苓11g，桂枝11g，白芍7g，桃仁11g，牡丹皮11g，半夏16g，橘红16g，甘草6g，生姜18g，乌梅1枚。

【用法】水浸泡方药30分钟，然后用大火煎药至沸腾，再以小火煎煮30分钟；每日1剂，分3次温服。6剂为1个疗程，需用药10～15个疗程。

【功效】降逆和胃，行瘀化滞。适用于胃黏膜脱垂。

【方解】降逆和胃汤方中桂枝温经通脉，行滞化瘀，消散癥块。茯苓利水消痰，渗湿降泻，消利水结。桃仁活血化瘀，消癥攻坚，调血畅脉。牡丹皮活血行瘀，清退伏热。白芍养血活血，入络破血行瘀。半夏燥湿化痰，治生痰之源，降逆和胃。橘红理气化湿，醒脾化痰。茯苓健脾渗湿，使脾主运化水湿。生姜既能助半夏、橘红降逆理气，又能助半夏、橘红和胃化痰，并能解半夏毒性。用乌梅少许，敛阴生津，制约燥湿化痰药不伤阴津。甘草益气祛痰，并调和诸药。

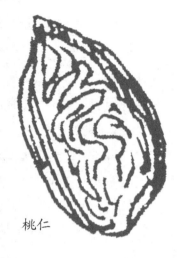

桃仁

【加减】若痛甚者，加五灵脂、丹参、蒲黄，以化瘀止痛；若气郁者，加枳实、厚朴，以行气降逆；若痰甚者，加天南星、川贝母、苍术，以醒脾燥湿化痰；若瘀甚者，加水蛭、虻虫，以破血逐瘀；若肢体困重者，加苍术、川芎，以燥湿醒脾，行气理血等。

【验案】严某，女，67岁，退休人员。素来脾胃虚弱，时有胃脘作胀，纳差，饭后有下坠感，稍饮生冷或饮食不周则胃脘隐痛不适。1983年9月到医院做钡餐透视提示重度胃下垂。西医对症治疗没明显疗效。于1983年12月8日来医院门诊。自述近半个月来胃脘隐痛发作，神疲乏力，头昏，纳谷不馨，便溏或便秘交作，口中黏腻。患者形体瘦弱，面无荣华。脉弦细，舌淡红、苔白腻。此乃脾阳不振，运化失权，湿自内生，中气下陷。中医拟补脾升阳，温中止痛，佐以化湿为治。投以原方，连服14剂，药后证减，胃脘隐痛亦缓。唯胃纳欠佳，脉沉细，苔薄白，前方去半夏，加炒谷、麦芽各7g，又服7剂。尔后以上方出入服药2个月余，于1984年4月复查钡餐透示提示轻度胃下垂。继续巩固治疗，近日见其安好，体力有增。

化瘀生津汤（刘国华方）

【组成】滑石 28g，百合 13g，生地黄 24g，麦冬 24g，玄参 24g，黄连 4g，半夏 11g，全瓜蒌 28g。

【用法】水浸泡方药约 30 分钟，然后用大火煎药至沸腾，再以小火煎煮 35 分钟；每日 1 剂，分 3 次温服。6 剂为 1 个疗程，需用药 10～15 个疗程。

【功效】清热化痰，养阴生津。适用于胃黏膜脱垂。

【方解】化瘀生津汤方中百合、麦冬清热滋阴。生地黄、玄参清热滋阴。滑石清热利湿化痰。黄连清热燥湿，消痞除痰。半夏宣降气机，除湿化痰。全瓜蒌清热补中，导热下行，化痰涤饮而不伤阴。

【加减】若痰热甚者，加薏苡仁、木香、茯苓，以健脾益气，利湿化痰；若烦热者，加黄芩、芦根、知母，以清热除烦；若胃脘疼痛者，加郁金、积雪草、柴胡、川楝子，以行气散结止痛；若舌苔黄腻者，加胆南星、川贝母，以清热降逆化痰；若恶心呕吐者，加竹茹、陈皮、生姜，以降逆和胃清热等。

【验案】苗某，男，66 岁，西安人。患者有 8 年胃食管反流病病史，曾在数地北京及省市区级医院诊治，服用中西药虽能减轻症状，但停药后又复发，近因症状加重而前来诊治。患者胸骨后烧心疼痛，夜间痛甚，反酸，吞咽不利，全身乏力，形体消瘦，倦怠贪眠，饮食不佳，口干欲饮热水，舌暗红略紫，苔白腻中心略黄，脉虚弱。辨为中虚夹瘀证，治当健脾益气，活血化瘀，用桂枝人参汤与生化汤合方加味，桂枝 11g，炙甘草 11g，白术 13g，红参 13g，干姜 13g，当归 24g，川芎 7g，桃仁 4g，五灵脂 11g，蒲黄 11g，黄连 13g。6 剂，水煎服，每天 1 剂，每日分 3 服。

第二诊：胸骨后烧灼疼痛减轻，以前方 6 剂。

第三诊：反酸明显减轻，以前方 6 剂。

第四诊：诸症均较前又有好转，以前方治疗 40 余剂。之后，以前方变汤剂为散剂，每次 6g，每日分 3 服，用药 2 个月，以巩固治疗效果。随访 1 年，一切尚好。

【按语】中医根据患者饮食不佳、倦怠乏力辨为中气不足，再根据夜间痛甚、舌暗红略紫辨为夹瘀，因口干欲饮热水、苔白腻中心略黄辨为夹郁热，以此辨为中虚夹瘀证。方中以桂枝人参汤散寒温阳，益气健脾，以生化汤活血化瘀，加五灵脂、蒲黄，活血化瘀止痛，黄连兼清泻郁热。方药相互为用，以奏其效。

补气保元汤（叶漳深方）

【组成】黄芪 16g，人参 6g，炙甘草 4g，肉桂 1.5g。

【用法】水煎服，每日 1 剂，每日 2 次，早、晚各 1 次。

【功效】保元补气。适用于胃黏膜脱垂。

【方解】方中黄芪、人参补脾胃不足之气；甘草、肉桂和中益气，顾护胃脾。全方补顾兼施，故收获功效显著。

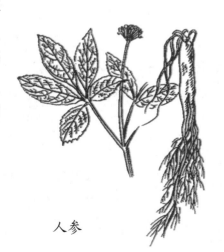

人参

【验案】朱某，女，68 岁，工人。患者素体虚弱羸瘦，精神萎靡，食欲缺乏，倦怠乏力，面色眈白，气短喘促，心悸不安，四肢不温，腰膝酸软，动则乏力，夜寐不安，脘满痞满，小便赤黄，大便溏薄。舌淡、苔白，脉沉细弱。到医院胃 X 线钡餐透视，诊断为胃黏膜脱垂。遂按中气虚弱，清阳下陷论治。方拟补中益气汤加减。服 6 剂后，症无转机，又行辨证仍感方证合拍，嘱原方继进。服 6 剂后，前症仍存，且觉气短喘促加重，头目眩晕，自汗，便溏增剧，脉象尤显细弱。自觉辨证施治无误，何以投药中病不能？不明其故，转请其父诊治。脉证合参，告曰：此属虚劳怯之证，系由元气损伤所致。服保元汤 30 余剂见效，元气渐充，体亦健康。

【按语】此病例系脾、肺、肾三经之气皆有损伤，内兼虚寒之疾，故以人参、甘草益气补中，配以肉桂温下焦元阳，两顾脾肾兼以保肺。患者素体虚弱，痼疾陷深，功非一日可图，是以成方小量缓而图之，以补中益气汤不能奏效，在于方证未能丝丝入扣也！补中益气汤治疗气虚下陷引起的诸如子宫脱垂、胃黏膜脱垂、脱肛、久泻等一切阳虚下陷之证，临床实践证明确有较好疗效。但是，针对证候不同、体质有异等具体情况，应具体分析，不可拘泥一法一方统而治之。

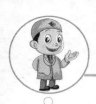

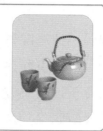

第八章
胃下垂

☯ 黄芪提升汤（蒋丛玉方）

【组成】生黄芪 20～28g，西洋参（磨汁冲服）5～10g，白术、升麻、枳实、青皮、女贞子、枸杞子各 10～11g，砂仁、甘草各 8～13g。

【用法】水煎服，每日 1 剂，分 3 次口服。10 剂为 1 个疗程。

【功效】升提固脱。

【方解】方中黄芪为补气健脾君药；西洋参、枸杞子健脾固肾，助阳益精；白术、枳实行气解郁，疏肝理气；砂仁、青皮益气和胃，活血化瘀；甘草和中，调和诸药。诸药配合，既补且清又敛，共奏益气滋阴，养胃和中之功。

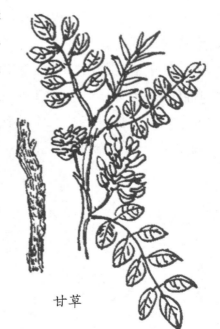

甘草

【加减】若伴湿热者，加川黄连 6～10g，砂仁 9～10g，苍术 10～11g，沉香 5～8g，藿香 5～13g；若伴气滞者，加紫苏梗、广木香各6～7g；若伴溃疡者，加乌贼骨20g，白及16g；若中气下陷者，加葛根15～20g，炙甘草10～11g。

【附记】上方治疗胃下垂患者101例，其中治愈者（胃下垂恢复正常，主症消失）95例；显效者（主症基本消失，胃上提3～5cm以上）4例；无效者（治效前后无明显变化）2例。服药期最短者1个疗程，最长者3个疗程。治疗中未见不良反应。

☯ 当归首乌汤（林乐红方）

【组成】何首乌、全当归、鸡血藤各16g，生黄芪23g，柴胡20g，炒葛根、升麻、山茱萸、香附各11g，生甘草13g。

【用法】水煎服，每日1剂，分早、中、晚3次口服。半个月为1个疗程。

【功效】适用于胃下垂。

【方解】方中何首乌补益精血、乌须发、强筋骨、补肝肾；黄芪、山茱萸大补血虚不足、通血脉、益气力；当归、鸡血藤有补血、活血；柴胡清热解毒；葛根、升麻补肝益气；香附、甘草和中养胃。诸药配合，共奏益气滋阴，养胃和中之功。

【加减】若患者口苦泛酸者，加吴茱萸、肉桂5～8g、川黄连各8～13g；若患者口淡无味者，加焦三仙、山楂、藿香各10～11g；若大便秘结者，加郁李仁、生川军（后下）各8～13g；若大便稀溏者，加怀山药、生薏苡仁、茯苓各10～16g。

【附记】上方治疗胃下垂患者45例，经用药1～2个疗程后，其中治愈者40例，显效者3例，有效者2例。

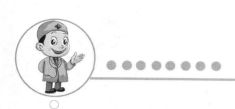

🔅 健脾益气汤加味（阎受伍方）

【组成】桂枝 13g，茯苓 16g，苍术 28g，炙甘草 13g，枳壳 16g，黄芪 28g，党参 11g，柴胡 13g，升麻 6g，半夏 13g，陈皮 13g，香附 13g，炒麦芽 16g。

【用法】每日 1 剂，水煎服，每日服用 2 次。

【功效】温阳化饮，健脾益气，升清降浊。适用于胃下垂。

【方解】中医认为，胃下垂属本虚标实之证，其病因病机在于中气不足、升降无力，其表现在于气机阻滞、湿滞、痰饮。中医采用补中、行气、化饮，遣方用药当选枳壳、茯苓、桂枝、苍术、炙甘草之类方药补中益气助运、温阳行气化饮。本方中苍术、茯苓、炙甘草相配，利水健脾；茯苓、桂枝相伍，通阳利水；枳壳、苍术相合，利湿健脾、行气散结。中医药理研究表明，枳壳对胃肠运动有兴奋和促进作用，可使胃肠平滑肌收缩、富有节律且有力；黄芪、党参、柴胡、升麻升提益气以治本；半夏、陈皮和胃降气、化饮止呕；香附和胃理气，气行则水行；炒麦芽消积导滞。全方共奏健脾益气、温阳化饮、升清降浊之功。

【加减】如兼畏寒、肢冷而脾胃阳虚者，加干姜 13g，白芷 10g，川椒 13g；伴形瘦、口干、便结而脾胃阴虚者，加沙参 11g，麦冬 11g，玄参 8g，石斛 13g，枳实 13g；有口苦、舌红、苔黄腻而呈湿郁化热者，加薏苡仁 20g，黄连 6g；病程较长，出现气虚血瘀者加川芎 11g，莪术 11g。

【验案】席某，女，31 岁，技术人员，1955 年 9 月 21 日来医院就诊。7 年来经常上腹病痛，闷胀，食后尤甚，消瘦，无力，钡餐透视检查诊断为胃下垂。嗳气，面色黄，体瘦，食欲缺乏，舌淡红、苔薄白，脉沉细。中医辨证脾胃虚弱，中气不足；拟补中益气，健脾和胃，投以上方。服上药 1 剂后，腹痛、腹胀、嗳气等症大减，食欲好转，体重增加 3kg，做钡餐透视复查，胃较前明显上升。嘱其原方继服，以求彻底治愈。

☯ 通补复胃汤（杨德胜方）

【组成】白术 13g，党参 11g，云茯苓 13g，砂仁 13g，陈皮 6g，枳壳 6g，厚朴 6g，麦芽 6g，谷芽 6g，神曲 6g，山楂 6g，木香 4g，山药 16g，大枣 6g，豆蔻 13g。

【用法】每日 1 剂，水煎服。每日 2 次，早、晚各服 1 次。

【功效】通补并用，适用于胃下垂。

【方解】中医根据胃下垂患者多有形气不足和食少难消的情况，并根据"形不足者温之以气"和"胃以通为补"的理论，选用本方。方中采用党参、白术、云茯苓、山药以补其脾胃不足之气，麦芽、谷芽、神曲、山楂化积消食，又以砂仁、豆蔻、枳壳、厚朴、陈皮、木香、大枣通畅调和之药，以助其胃府（胃以通为补）"传化物而不藏"的本然之能。此方"通""消""补"并用，具有"补而不滞""消而不积""通无损伤"之妙，实为有效无损之方。

【验案】徐某，男，30 岁，工人。数年以来，每于饭后即感脘腹痞满不适，头晕，腰酸，身倦，四肢乏力，有时微觉坠痛，嗳气，食欲缺乏，大便干结，睡眠欠佳，精神萎靡，体重日渐下降，于太原某医院诊断为胃下垂，面色苍白，舌苔白，脉细缓。

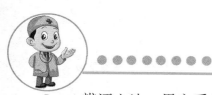

辨证立法：胃主受纳，脾主运化，脾胃失其健运则胀满、嘈杂、嗳气、便结等症随之而现；元气因之不充，肢乏、身倦、消瘦等衰弱之象亦由之而现。治则补中益气汤，投以上方。服药 11 剂后，食欲增进，诸症大减，康复出院。

【按语】本文作者叮嘱：①胃下垂患者形气多虚，大补大消或药量太重都不宜当，所以补元复胃汤方中药量皆轻，一般只用 6g，只有一二味用量 12～16g。②使用本方仍须辨证论治，伴有兼证时也需统筹兼顾，灵活应用。③胃下垂是一慢性病，治疗时，要有耐心、持之以恒，贵在守方坚持，不得着急，想求速效，恰是事与愿违，功必难成。

活血化瘀汤（李云峰方）

【组成】枳实、黄芪各 40～60g，樟树叶（鲜）50～80g，炒蒲黄、桂枝、沉香各 6g。

【用法】水煎服，每天 1 剂，早、晚分服。

【功效】适用于胃下垂。症见胃有下坠感，伴有疼痛、食后加重，饱胀、嗳气、肠鸣有水声，然平卧则诸症减轻，神疲，形体消瘦，少气乏力，舌体胖大有齿痕，或紫暗有瘀点。

【方解】根据中医理论胃下垂之病因多为中气下陷，其病机为中州运化阻滞而升降生化失常，故单用补中益气之类难以有效。本方选用破气行气之枳实，可使气滞通畅，且有收缩平滑肌的作用。方中樟树叶是治胃下垂的民间秘验方，樟树叶助枳实之力，辅以大剂量黄芪以补中益气，顾护胃气。蒲黄、桂枝、沉香化瘀活血，行气止痛。全方攻补兼施，故收殊功。

【加减】若虚寒加荜茇或吴茱萸、附子、山奈；血虚加当归、何首乌、鸡血藤；阴虚加白茅根、女贞子、玉竹、石斛；气虚甚加党参、白术；阳虚加升麻、柴胡；血瘀甚加桃仁、红花；痛甚加延胡索、郁金；食积加山楂、鸡内金、谷麦芽。

【验案】贾某，男，40 岁，农民工，1957 年 4 月 15 日来医院就诊。食欲不佳，腹中时有荡水音，饭后上腹部饱胀，沉坠感已数年。伴有烧心、吞酸、嗳气等不适，劳累、天凉时症状加重。到医院做钡餐透视诊为胃下垂、十二指肠球部溃疡。头晕，失眠，多梦，记忆力减退，下腹常坠痛，大便时干时稀，有时带黏液及脓血，曾在大便中查到阿米巴滋养体，诊断为慢性阿米巴痢疾。多年来常有头痛、遗精、怕冷，身体逐渐衰弱。查：面色暗黄，消瘦，舌质淡红、苔白、略厚，脉细弱。证属脾肾阳虚，中气不足。拟补肾健脾，益气和胃；投以上药粉与汤药同时服用。服药粉及汤药后，胃痛、腹胀、吞酸、嘈杂、嗳气等症均明显减轻，食欲好转，腹泻、便干情况也有好转。唯多梦、失眠、遗精等症未见减轻。钡餐透视检查，胃已较前上升 2 横指。

【附记】治疗 56 例，治愈 48 例，好转 6 例，有效 1 例，无效 1 例，总有效率达 98.2％。一般 2～4 剂病情缓解，其后主药减量，病愈后以丸药调理善后。

☯ 滋阴活血汤（姚春海方）

【组成】醋生地黄、醋白芍、醋枳壳、丹参、赤芍各 38g，乌梅、磨盘草、黄精各 28g，醋熟地黄、沙参、炙甘草各 16g。

【用法】水煎服，每日 1 剂，分 3 次服，8 剂为 1 个疗程。复

位后每晨用西洋参 2g，大枣 7
枚，同牛奶 250ml 煮服，连续
1 个月。配合外治：艾灸神阙、
足三里（双）各 10 壮，每天 1
次，10 天为 1 个疗程即停用。
治疗期间忌用辛辣刺激食物。

【功效】活血滋阴，升提复
位。用治胃下垂。

【方解】中医认为，胃下垂
病程缠绵日久，阴伤血阻居多，
若用心治疗，焉能补气一法耶？
治疗胃肾阴虚者，要复振胃土，
理当救阴为要。而滋阴之品多

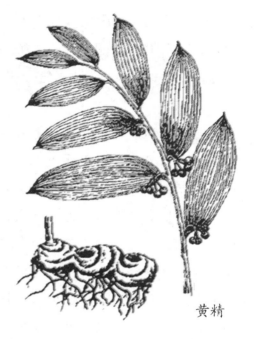

黄精

壅中，唯有活血并用，方无伤中之虞。方中黄精、白芍、乌梅、
沙参、生地黄生津益胃；枳壳理气消胀、宽胸快膈；丹参、赤芍
通络化瘀、行气祛痛；熟地黄滋肾阴而疗阴血虚极；甘草缓急和
中。磨盘草民间俗称巍巍盘盘，乡间称之为假黄芪，有升提和补
气阴两虚之效（药用根茎，洗净切薄片，晒干，蜜炙用），部分药
物醋制，外用艾灸、升提复位，辅以牛奶食疗，各法相得益彰，
获效甚捷。但孕妇、月经期、阳虚寒者应禁用为好。

【加减】神经官能症加当归、枸杞子、鸡血藤各 28g；左下腹
刺痛者加延胡索 28g，桃仁、益母草、红花各 20g。

【验案】钱某，女，39 岁，营业员。形体消瘦，素有胃痛病
史，脘痛常作，得食更甚，且感坠胀，平卧稍舒。患者舌薄、舌
质偏淡，脉象细软。中医证属脾虚气陷（消化道钡餐检查提示：

胃肠病 传承老药方

胃下垂 8cm），治则健脾举陷，故拟苍术饮合补中益气汤出入。10
剂后脘痛渐除。服至 62 剂时，诸恙悉平，钡餐复查：胃小弯于髂
嵴连线下 2cm 处。

降逆顺气汤（关雅素方）

【组成】陈皮 10g，姜半夏、紫
苏子、枳壳各 16g，柴胡、炒白术、
茯苓、炒白芍各 13g，广郁金 11g，
白花蛇舌草 28g，炙甘草 4g。

【用法】水煎 2 次，每日 1 剂，
取汁 300ml，分 2 次于两餐间温服。

【功效】导滞清热，降逆顺气。
适用于胃下垂，症见上腹胃脘部胀
痛、食后饱胀、嗳气或兼有泛酸、
嘈杂、持续或间断发作、舌边红、
舌苔薄白或薄黄。

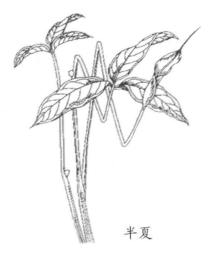

半夏

【方解】胃下垂病因病机多因饮食不节，或多食生冷，致脾胃
传化无力，饮食不化，中满由生，发生胃不耐重而下垂。临床表
现脘胀隐痛，进食尤甚，空腹则胀减，多为胃气停滞所致。中医
采用降逆和胃理气，使胃气顺通和降，食物顺利转化，则脘胀自
除。因此以降逆顺气化积清热等药组方，用枳术汤、四逆汤、二
陈汤等加减化裁。方中以姜半夏、紫苏子和中降逆理气为主药；
辅以柴胡、广郁金、枳壳行气消胀除满。白花蛇舌草甘凉，入胃
经，以清胃中郁热，佐以茯苓、白术健脾和中，以祛邪布满不伤

正。炒白芍益阴和里缓急，与枳壳、柴胡等同用可疏畅气机而不伤阴液；炙甘草和中且调和诸药，并和白芍组成芍药甘草汤缓急止痛。中药药理研究的有关资料证实，枳壳、枳实煎剂可使胃肠平滑肌兴奋性增强，并可使胃肠蠕动规律化，黄连、紫苏梗、白花蛇舌草等有抗菌消炎作用，与其他中药一起，可改善胃内环境，收到较满意的疗效。

【加减】嘈杂泛酸加煅瓦楞子 20g；纳呆喜温、舌淡苔白者，加高良姜、荜茇；饱胀拒按、嗳腐酸臭者，加枳实、槟榔、鸡内金；胃中嘈杂灼热者加黄连、附子、吴茱萸；隐痛日久，形体消瘦，便溏者，去枳壳，加太子参、炙黄芪。

【验案】谢某，女，63 岁，退休人员，2003 年 3 月 9 日来医院就诊。

患者自诉脘腹坠胀、食后沉闷，厌食，胃脘灼热，反复发作，时轻时重。于 2000—2003 年多次在市人民医院做胃镜检查诊断为胃下垂，慢性食管炎，幽门螺杆菌阳性。

曾多次服用西药治疗（药名不详）后疗效不佳。近期症状明显，现症见胃脘疼痛，纳可，肠鸣，时有胀闷，胃脘灼热，大便正常，舌淡偏暗，苔微黄，脉沉弱。加减服用上药 10 剂，病已痊愈。

【按语】中医认为，胃下垂在治疗初期，重在降逆和中理气，以顺其胃气。使中满渐去，转为理气健脾助运，通过脾胃运化，吸收水谷精微，化生气血，增强体质，使疗效巩固，不再复发。但消化系疾病用药，应注重服法，主张在两餐间服用，以达除积化滞、畅气机以利进食的功效。药物宜文火久煎，药浓汁少，可减轻患者之脘胀症状。

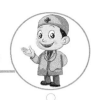

☯ 和胃理气汤（刘云鹏方）

【组成】陈皮 11g，柴胡 11g，川芎 7g，枳壳 7g，白芍 7g，香附 7g，甘草 4g，栀子 13g，苍术 13g，神曲 13g。

【用法】水浸泡方药 30 分钟，然后用大火煎药至沸腾，再以小火煎煮 30 分钟；每日 1 剂，分 3 次温服。6 剂为 1 个疗程，需用药 8～12 个疗程。

【功效】和胃调中，疏肝理气。适用于胃下垂。

【方解】和胃理气汤方中柴胡解郁疏肝，调理气机，乃治肝郁之要药。白芍敛肝柔肝，止痛缓急。香

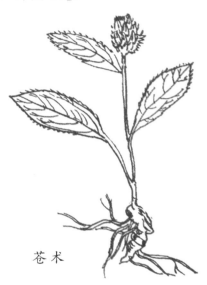

苍术

附调经理气，助柴胡行气解郁。陈皮消食导滞和胃。枳壳理气降泻浊逆。川芎活血止痛。苍术燥湿除胀，助香附行气解郁，醒脾和胃。栀子清泻胃热。神曲消食导滞。甘草益气补中，助白芍缓急止痛，并调和诸药。

【加减】若胁痛甚者，加延胡索、益母草、川楝子，以疏肝行气止痛；若腹胀者，加枳实、木香、厚朴，以行气除胀；若叹息者，加旋覆花、代赭石，以降泻浊逆；若夹瘀者，加当归、白芍、丹参，以活血散瘀止痛；若郁热内盛者，加黄连、黄芩，以清泻郁热；若饮食积滞者，加麦芽、莱菔子，以消食和胃。

【验案】邢某，26 岁，公司员工，广州人。患者 4 年前发现

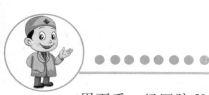

胃下垂，经医院X线片检查，胃下垂5cm，服用中西药，症状表现虽有改善，但经X线片复查，胃下垂没有达到明显改善，近因病症加重求中医诊治。刻诊：脘腹坠胀，嗳气，食后沉闷，力短乏力，身体困重，口苦口臭，脘腹灼热，舌质红，苔黄厚腻，脉虚弱。中医辨为气虚积热证，治当益气补中，清泻积热，用黄芪建中汤与半夏泻心汤合方，桂枝7g，炙甘草6g，白芍18g，生姜7g，大枣12枚，胶饴70ml，黄芪16g，姜半夏11g，黄芩7g，红参7g，干姜7g，黄连4g。6剂，水煎服，每天1剂，每日分3服。二诊：胃脘坠胀好转，饮食较前增加，以前方6剂。三诊：脘腹灼热，口苦口臭除，以前方6剂。四诊：精神转佳，苔黄腻消，诸症悉除。之后，以前方治疗50余剂。复经X线片检查，胃下垂3cm。随访1年，一切尚好。

【按语】中医根据脘腹坠胀、食后沉闷辨为气虚下陷，又根据口苦口臭、脘腹灼热辨为积热，因身体困乏、苔黄腻辨为湿热，以此辨为气虚积热之证。方以黄芪建中汤补中益气，升举阳气，以半夏泻心汤清热化湿。方药相互为用，以奏其效。

☯ 消食和胃汤（白仲英方）

【组成】人参6g（先煎），白术20g，茯苓11g，枳实、陈皮、半夏曲、川厚朴、莱菔子、槟榔各13g，砂仁、黄连、干姜各6g，炒麦芽16g，炙甘草4g。

【用法】每日1剂，水煎服，每日服2次。

【功效】消食和胃，益气健脾。适用于胃下垂。

【方解】中医根据本病有形气不足和食难消的特点，依"形不足者温之以气"和"胃以通为补"之经旨，采用消补兼施，故方用人参、白术、茯苓、炙甘草补其脾胃不足之气；用陈皮、槟榔、枳实、砂仁、厚朴、半夏曲、麦芽等理气消积调和之药，以助其胃腑运化之能；配干姜、黄连寒温互用、阴阳并调，从而达到恢复中焦气机升降

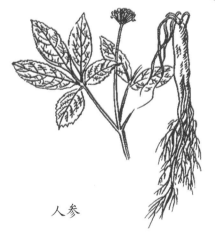

人参

之目的。诸药合用，具有补而不滞，消无损伤之妙，故用之效佳。

【加减】脾虚甚者，重用人参、大枣、白术，加黄芪 16g，山药 11g，减黄连、槟榔；胃热盛者，重用黄连、知母，加焦栀子 6g；痞满盛者，重用厚朴、莱菔子、槟榔。

【验案】何某，女，35 岁，教师，2002 年 5 月 25 日来医院就诊。

诊见患者面色白少华，自述胃脘胀满疼痛 10 年，食后尤甚，喜温喜按，食少纳呆，泛酸。患者舌淡红，苔薄黄滑润，脉沉缓无力。1 年前做电子胃镜检查诊断为胃下垂。有慢性咽炎病史 2 年余。患者就诊前曾经其他中医师诊治，因其有慢性咽炎病史，恐用温热药使咽痛音哑加重，故用药平和，服用后效果不佳。

患者服用上药后，胃脘胀满疼痛明显减轻，泛酸不显，纳食增加，自觉乏力好转，咽痛音哑也较前减轻。前方为大剂温热，已见效果。治则温脾散寒，兼芳香醒脾助运。方用丁蔻理中丸加减，药用：党参 28g，白术、干姜各 13g，炙甘草 6g，丁香、白豆蔻仁、槟榔各 13g。以上方加减调治 1 个月，诸症半年未见复发。

【附记】本方治疗 50 例，治愈（自觉症状消失，X 线钡餐造

影胃位恢复正常、半年以上未见复发者）36 例（占 72.0％）；有效（自觉症状消失或减轻，X 线钡餐造影胃位接近正常或较治疗前升高）8 例，无效（服药 60 剂以后，症状、胃位无明显改变者）6 例。总有效率为 88.0％，平均治愈时间为 73 天。

黄芪益气汤（崔文彬方）

【组成】炙甘草 7g，黄芪 18g，人参 7g，当归 6g，橘皮 6g，升麻 6g，柴胡 6g，白术 6g。

【用法】水煎服，每日 1 剂，每日 2 次服，早、晚各服 1 次。

【功效】升阳举陷，补中益气。适用于脾胃气虚证之胃下垂。症见少气懒言，面色萎黄，体倦肢软，纳差便溏，舌质淡，苔薄白，脉弱。

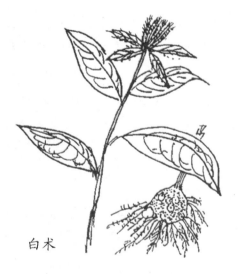

白术

【方解】原书谓："内伤脾胃，乃伤其气；外感风寒，乃伤其形。伤其外为有余，有余者泻之；伤其内为不足，不足者补之。"遵《黄帝内经》"劳者温之"、"损者益之"之旨，治以"辛甘温之剂，补其中而升其阳"，则气虚清阳下陷诸证可解。

方中黄芪味甘温入脾肺经，补中益气，升清阳，益肺补气，实皮毛，为主药。辅以人参大补元气，白术、炙甘草味甘温补中健脾，助人参、黄芪共建补中益气补脾之功，脾旺则正气自充，共为臣药。脾胃气虚则营血亦不足，补气自能生血，又以当归养血调营以和之。方中橘皮醒脾理气，使中焦气机畅通，可助清阳之气上升，又使补气药补而不滞。清阳下陷，故加轻清升散的升麻、柴胡引导升提，扭转中气下陷之颓势。诸药合用，可使脾胃健运，元气内充，气虚得补，气陷得举，清阳可升，则诸症可除。

本方最主要的配伍特点：补气药与升提药同用，使脾气充旺而清阳复位，清阳复位则阳气不郁而身热得解，此所谓"温能除大热"。

【加减】若以本方用治子宫下垂、脱肛者，加入枳实，效果更好；方中黄芪的用量可偏大，升麻、柴胡用量则宜轻不宜重；全方之总用量亦不宜太重，因本方意在甘温益气升阳，重用反而不利于升阳举陷。此外，若兼腹中痛者，可加白芍、当归以柔肝止痛；兼头痛者，可加蔓荆子、川芎以疏风止痛；兼咳嗽者，可加五味子、金樱子、麦冬以敛肺养肺而止咳；兼气滞者，可加木香、枳实、枳壳以行气导滞而止痛。另外，本方亦可用于虚人感冒，常加少许紫苏叶以增强辛散解表之力。

【按语】此方原为内伤气虚发热之证而设，是益气宣阳、"甘温除大热"的代表方，又是中医治中气虚弱的常用方。因其具有益气补中、宣阳举陷的作用，后世广泛用于气虚下陷所致的各种病证。患者如中气虚弱，升举无能，脏器失固之脱肛或子宫脱垂；气虚且陷，血失气摄之便血、崩漏、月经过多；气虚不能摄津之小便淋漓、失禁；气虚不能托邪外出的久疟及气虚感冒；气虚下陷，清阳不升之久泻、久痢等，均是其应用范围。凡见脾胃虚弱，清阳不升或中气下陷，或长期发热的任何一个症状或体征，并伴体倦乏力，面色萎黄，舌淡脉弱等脾胃气虚之证者，即可使用本方。

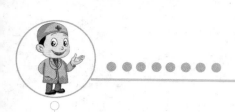

☯ 二麻敷膏（朱进忠方）

【组成】升麻粉 2g，蓖麻子 13g。

【用法】蓖麻子捣烂如泥后放入升麻粉，制成直径 1.5cm，厚 1cm 圆饼备用。将患者百会穴周围（直径 2cm）头发剃掉后，上置药饼，用绷带或其他方法固定。敷药后让患者取水平仰卧位、宽松裤带，将盐水瓶（80℃）熨烫药饼，每日 3 次，每次半小时。每块药饼可连续使用 6 天，休息 1 天后，更换药饼。10 天为 1 个疗程。治疗以饭后 2 小时进行为宜。

【功效】升提固脱。适用于胃下垂。

【方解】方中升麻味辛、甘，性微寒，发表透疹，清热解毒，升阳举陷；蓖麻子仁甘，辛，平，有小毒，消肿拔毒，泻下导滞，通络利窍。二药配合有升阳举馅之功。

【附记】本方治疗 68 例。痊愈 60 例，显效 5 例，好转 2 例，无效 1 例，总有效率为 98.5％。

【按语】患者在治疗期间应注意休息，增加营养，不暴饮暴食，适度运动，禁止房事。药饼切勿内服，以防中毒。如果胃的位置已在髂嵴连线 6cm 以上，症状基本消失，则不需继续治疗。用药后患者胃肠蠕动增强，上升感越明显，疗效越好；个别患者用药后有恶心、胸闷、小腹牵拉性或撕裂样疼痛，一旦停止治疗，症状即消失。

胃肠病 传承老药方

☯ 贴脐法 （刘洋方）

【组成】五倍子 1.5g，蓖麻子 4g（选饱满洁白者为佳）。

【用法】将 2 味捣碎，研细，混匀后加水，制成形似荸荠状、上尖下圆的药团，大小可根据患者脐眼大小而定。将药团对准脐眼塞上，外用橡皮膏固定。每日早、中、晚各 1 次，用热水袋放于脐眼上热敷，每次热敷 8 分钟，以感觉温热不烫皮肤为度。一般 5 天后取掉药团。贴敷 3 次为 1 个疗程。1 个疗程后可做 X 线造影复查。如胃的位置已复原，应停止用药；未复原，可再进行第 2 个疗程。

【功效】敛肺涩肠，除湿通络。适用于胃下垂。

【方解】方中五倍子性寒，味酸、涩，具有敛肺降火、涩肠止泻、敛汗止血、收湿敛疮等功效；蓖麻子仁甘，辛，平，有小毒，消肿拔毒，泻下导滞，通络利窍。二药配合有升阳举馅之功。

【按语】患者此方治疗期间，应注意：①治疗不宜在寒、暑期进行，一般以室温 20℃ 左右较好。②应适当卧床休息，减少活动，适当减少茶、汤的饮用量，少吃水分量多的食物，饮食以少量多次为好。③禁止房事。④热敷时如果腹部出现较强的牵拉感，这是正常现象，不必惊慌，个别患者可出现变态反应，应引起注意，过敏者应停用。⑤吐血的患者及孕妇，不宜采用此法治疗。

☯ 蓖倍膏 （刘奉丘方）

【组成】五倍子 2%，蓖麻子 98%。

【用法】先将蓖麻子外壳剥去，选用饱满而洁白的仁。将五倍子去除灰屑，研成细末过筛，然后将蓖麻子和五倍子末按上述比例混合均匀，打成烂糊，制成每颗重约 9g，直径 1cm 的药饼收储备用。用量成人每人 1 粒，点准百会穴（剃去一块头发，与药饼等大），将药饼紧贴百会穴上，用纱布绷带固定，不使移动。每日早、中、晚各 1 次以搪瓷杯盛半杯开水、将杯底置于药饼上进行热熨，每次 10 分钟左右，以感觉温而不烫伤皮肤为度。一次贴上药饼，可 5 昼夜不换。如第 1 次治疗完毕，自觉症状未见好，休息 1 天后，进行第 2 次治疗，一般以 10 天为度。

【功效】收敛固脱。适用于胃下垂。

【方解】方中五倍子敛肺降火，涩肠止泻，敛汗止血；蓖麻子仁消肿拔毒，泻下导滞，通络利窍。二药合用通络利窍，升阳举陷。

【附记】患者坚持用药，效果甚佳。余精心治疗 78 例，显效 65 例，好转 10 例，有效率为 96.2%。

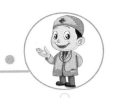

第九章
胃 癌

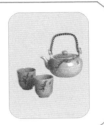

☯ 散寒抗癌汤（张婉容方）

【组成】甘草 11g，桂枝 11g，白术 7g，人参 7g，干姜 7g，附子 6g，半夏 11g，大枣 10 枚，粳米 11g。

【用法】水浸泡方药约 30 分钟，然后用大火煎至沸腾，再以小火煎煮 40 分钟；每日 1 剂，分 3 次温服，6 剂为 1 个疗程，需用药 10～15 个疗程。

【功效】调理脾胃，温中散寒。适用于胃癌。

【方解】散寒抗癌方中桂枝散寒温中，益气温阳。人参补脾益胃。干姜温阳散寒，醒脾和胃。白术益气健脾，生化气血。附子散寒温阳，助阳化饮。半夏燥湿化饮，降逆醒脾。粳米补益脾胃。大枣、甘草益气补中，顾护脾胃，调和诸药。

【加减】若夹寒饮者，加吴茱萸、白术、大枣、苍术，以温阳健脾，醒脾化饮；若腹痛明显者，加细辛、当归、白芍，以温阳缓急止痛；若大便溏泻者，加茯苓、薏苡仁，以健脾渗湿止泻等。

【验案】林某，女，43 岁，教师。患者有胃脘痛 10 年的病史，近 2 个月加重，无论饥饱均感不适，舌质红、苔薄黄，脉弦细。嗳气但不泛酸，胃脘嘈杂灼热，多食尤甚，胃镜检查诊断：胃癌。乃热郁气滞，胃失和降，中医采用温中调理之方。上药 4 剂后，胃脘嘈杂、胀痛明显减轻，纳食增加，嗳气不多，大便偏干，苔薄黄中剥。效不更方，继用前法。上方加火麻仁 13g，5 剂。连服上药，诸症皆减，胃纳亦增，大便质软，日解 1 次。在前法基础上，原方去延胡索 5 剂。迭经治疗，病情基本稳定，精神亦佳，住院 18 天后出院。

☯ 清胃泻热饮 （唐旭东方）

【组成】黄连 4g，大黄 6g，黄芩 4g，竹叶 20g，石膏 48g，半夏 11g，麦冬 24g，人参 6g，炙甘草 6g，粳米 11g。

【用法】水浸泡方药约 30 分钟，然后用大火煎药至沸腾，再以小火煎煮 30 分钟；每日 1 剂，分 3 次温服，6 剂为 1 个疗程，需用药 10～15 个疗程。

【功效】清胃泻热。适用于胃癌。

【方解】清胃泻热饮方中大黄、黄连、黄芩，泻火清热，解毒燥湿。竹叶清热除烦，生津止渴。石膏清热泻火，除烦生津。人参益气补中。麦冬生津养阴。半夏宣畅气机，降逆和胃，并制约寒凉滋腻而不壅滞气机。粳米补益中气，顾护脾胃。甘草益气生津。

【加减】若大便秘结者，加瓜蒌仁、大黄、火麻仁，以润肠通便；若虚热汗多者，加生地黄、地骨皮、五味子、乌梅、牡蛎，以凉血清热，敛阴止汗；若痰多者，加川贝母、半夏、百部，以降肺化痰；若舌红而干者，加石斛、玉竹，以滋养胃阴；若胁胀痛按之硬者，加鳖甲、穿山甲，以滋阴散结；若烦热而渴者，加知母、芦根，以除烦止渴；若腹痛者，加白芍，以缓急止痛；若两足痿软者，加牛膝、薏苡仁，以强健筋骨；若失眠者，加酸枣仁、茯苓，以安神定志；若口苦燥者，加黄连、知母，以清热益阴等。

【验案】张某，女，49岁，工人，1991年4月1日来医院就诊。患者胃部疼痛反复发作10余年。到医院纤维胃镜检查提示为胃窦部胃癌、萎缩性胃炎。患者近感刺痛灼热，心情急躁，口干口苦，食少便结。舌质红紫、边有瘀斑、苔少而干，脉弦细。中医治疗宜养阴化瘀，理气止痛。上方服7剂后，脘部刺痛稍减，诸症缓轻。继踪原法，调治2个月，脘痛告平。

☯ 除浊降逆汤（赵绍琴方）

【组成】半夏16g，瓜蒌28g，黄连7g，茵陈16g，鸡内金11g，蒲黄11g，五灵脂16g，三棱11g，败酱草28g，仙鹤草28g，三七粉（冲服）4g。

【用法】水煎服，每日1剂，早、晚各服1次。

【功效】化瘀降浊。用于胃癌。

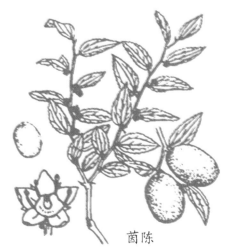

茵陈

【方解】中医认为胃癌主要是由于阴阳气血失调，正气不足，外邪入内，导致痰浊、瘀血搏结日久，积滞不去而成。针对痰浊、瘀血致胃癌的主要病机，依据中医《黄帝内经》"客者除之""结者散之""血实者宜决之"的治疗原则，采用降浊化瘀法，即化湿散结、通降胃腑、活血除瘀、祛邪护胃治疗。

除浊降逆汤方中瓜蒌、半夏、黄连、茵陈、鸡内金均入胃经，降胃化浊。瓜蒌、半夏、黄连有降逆泄浊、散结消瘀之功，重用瓜蒌化痰除浊郁结之痞满、呕吐效果显著。茵陈、鸡内金"善清肝胆之热、兼理肝胆之郁"，又能开胃消导、散结消积、改善食欲，治疗气结、湿热中阻之胀满厌食。蒲黄、败酱草、仙鹤草、五灵脂、三棱、三七粉入血络，均有化瘀止痛作用。《本草纲目》谓败酱草"善排脓破血"，为散瘀止痛、解毒消痈之要药。仙鹤草益阳强壮、收敛止血，又能疗疮解毒。三七能化瘀生肌、消肿止痛，张锡纯曰，"善化瘀血，又善止血妄行""化瘀血而不伤新血，为理血妙品"，使瘀血暗消于无形，无破血伤正之弊，重在通络散瘀，常服有强壮扶正之功。上药对于癌肿之疼痛、出血、溃疡、感染疗效颇佳，可使胀痛迅速缓解。

【加减】脘腹胀闷，陈皮 10g，加栀子 7g，厚朴 11g；背痛加沙参 28g；胁痛加天花粉 11g，益母草 10g，延胡索 20g；烧心加蒲公英 28g；咽下哽噎加川贝母 11g，芦根 16g，威灵仙 20g；嗳气加石菖蒲 28g；乏力加石斛 16g，西洋参 13g。

【验案】康某，男，68 岁，退休人员。1983 年 3 月 14 日来医院就诊。1982 年 10 月起见脘腹胀痛，呕吐苦水，脘中烦懊不舒，食欲缺乏，不思纳食，食后即吐。1983 年 1 月起呕吐发作转频，按之疼痛。其间曾用多种中西药物及施行针灸治疗未效。经 X 线摄片，拟为胃窦炎（已恶性病变）。患者脉沉细带弦，舌质淡红，苔薄。大便 2 天 1 次，量少颇艰。此属胃虚作吐，投以原方 3 剂。

二诊：药后呕吐旋止，中脘烦懊亦舒，已能纳食，大便 2 天 1 次，仍欠畅，脉细，舌淡红，苔薄，再以养胃润肠以善后。用方太子参 11g，制半夏 7g，炒黄连 1.6g，炒吴茱萸 1g，蜂蜜 28g，生谷

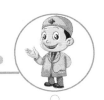

芽 11g，火麻仁 13g（研），服 4 剂而安。

豆芪消癌汤（关幼波方）

【组成】黄芪 30～50g，刀豆子 28g，人参、麦冬各 13g，猪苓 16g，白术 13g，肉桂 3g，巴戟肉、锁阳各 16g，掌叶半夏、制天南星各 13g，莪术 16g。

【用法】水煎服，每日 1 剂。早、晚分服。

【功效】标本兼治。适用于晚期胃癌。

【方解】根据中医理论，胃癌为本虚标实之病证。本虚乃脾肾不足，标实为癌细胞侵袭。脾肾不足表现为先天肾元亏虚，御癌能力低下；后天脾胃气虚，食积痰滞，易遭癌毒所凑。因此，在治疗一方面必须扶正，用肉桂、巴戟肉、锁阳温煦肾元，用黄芪、人参、白术、猪苓和中健脾益气，用刀豆子温中降逆、补肾。癌毒之性彪悍燥烈，易伤津耗气，故气阴两亏为晚期胃癌恶病质的显著特征。治当生津补气，用人参、麦冬相伍。癌毒侵入胃脘，阻滞气血津液的正常运行和输布，必致湿炼成痰、血凝成瘀，终致毒、瘀、痰三邪集结胃府。故治疗的另一方面又当攻逐邪实，用掌叶半夏、制天南星以毒攻毒，散结化痰；用莪术行气破血，止痛消积。

【加减】上腹疼痛加延胡索 28g，水蛭 10g，香附 13g；呕吐加旋覆花 13g，赭石 28g；腹胀加枳壳 13g，山楂 10g，炒莱菔子 28g；黑粪加棕榈炭 16g；舌苔厚腻加砂仁 6g，川厚朴花 13g；舌有瘀斑加丹参 28g，参三七 6g。

【验案】贾某，女，42 岁。患者胃脘痛反复发作 1 年余，多次治疗无效，近月来夜间及饭前痛甚，伴有胃脘嘈杂、嗳气、泛酸，曾服制酸、解痉类药效果不佳。到医院 X 线钡餐检查：胃窦黏膜粗糙，有癌变可能，球中央见黄豆大龛影，周围轻度水肿，局部压痛及激惹运动明显，上药每日 1 剂，连服 5 天疼痛大减，10 天后痛止，共服 30 剂而愈，X 线钡餐复查原龛影消失，痊愈出院。

扶正抗癌汤（张盛之方）

【组成】山药 20g，木贼草 60g，路路通 13g，核桃树枝 100g，石斛 20g，沙参 13g，铁树叶 20g，白术、茯苓、木香备 13g，桂枝、炙甘草各 6g，枳壳、露蜂房各 13g。

【用法】每日 1 剂，水煎服，早、晚 2 次服，每次 200ml，3 剂 1 个疗程，连服 2 个疗程。

【功效】适用于胃癌，扶正抗癌。

【方解】方中菟丝子、牵牛子、槟榔行气解郁、活血止痛；陈皮、半夏、佛手疏肝理气、止痛；三棱、莪术疏肝解郁；皂角消肿托毒，用于痈疽初起或脓化不溃；香附、高良姜柔肝而缓急止痛。众药伍用共奏疏肝解郁、行气活血、缓急止痛之功效，用于治疗肝郁气滞之胸胁胀痛或胃癌腹痛。

【方解】扶正抗癌汤方中有大剂量的木贼草和核桃树枝。方中木贼草清肝明目，可杀死幽门螺杆菌，有"未病先防，既病防变"作用，肝木克脾土，用木贼草清肝可防止肝火侵犯脾土；大剂量核桃树枝可抗癌解除梗阻；山药、茯苓、白术、桂枝健脾补气，使用时随症加减；路路通、铁树叶、甘草、露蜂房补脾益气，缓急止痛，调和诸药。胃癌患者大多舌红无苔，胃阴亏乏，故加石斛、沙参；消化不良及胀气者加木香、枳壳开胃理气，消除腹胀。

胃肠病 传承老药方

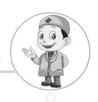

全方共奏扶正抗癌疗效。

【加减】兼有呕吐加半夏、天南星、生姜、佩兰；瘀毒内阻胃痛加延胡索、益母草、香附、五灵脂；便干加火麻仁、郁李仁；呕血、便血加仙鹤草、血余炭；便溏加白术、薏苡仁；脾胃虚寒加高良姜、荜茇；气血亏虚者加人参、白术、黄芪、熟地黄、阿胶。

☯ 胃癌扶正汤（魏宏楷方）

【组成】菟丝子、牵牛子、槟榔各 16g，陈皮、半夏、佛手、枳壳、香附、川厚朴、高良姜、三棱、莪术各 13g，皂角 6g。

【用法】水煎服，每日 1 剂，早、晚各 1 次。

【功效】化痰逐瘀，行气消积。适用于胃癌。

【方解】方中菟丝子、牵牛子、槟榔行气解郁、活血止痛；陈皮、半夏、佛手疏肝理气、止痛；三棱、莪术疏肝解郁；皂角消肿托毒，用于痈疽初起或脓化不溃；香附、高良姜柔肝而缓急止痛。众药伍用共奏疏肝解郁、行气活血、缓急止痛之功效，? 用于治疗肝郁气滞之胸胁胀痛或胃癌腹痛。

【加减】气虚乏力加黄芪、党参、白术、大枣益气扶正；手足心烦热加女贞子、墨旱莲养阴除烦；食欲不振加刀豆、山楂、甘松醒脾开胃；消化不良加莱菔子、槟榔、鸡内金助胃消食；胃寒加干姜、肉桂、附子温胃散寒；胃热加生石膏、蒲公英清胃降火；恶心呕吐加紫豆蔻、白胡椒、竹茹化湿止呕；胃酸增多加海螵蛸、牡蛎抑制胃酸；胃酸缺乏加枯矾、焦山楂补益胃酸；失眠加合欢皮、白芍、琥珀敛阴镇静；大便秘结加大黄、玄明粉（冲服）、枳实泻热通腑。

第九章

胃癌

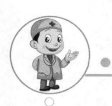

☯ 防癌转移方（刘力拂方）

【组成】炒白术 13g，党参 11g，茯苓 13g，炒陈皮 6g，生黄芪 16g，当归 13g，炒露蜂房 6g，血余炭 13g，白芷 13g，半枝莲 16g，白花蛇舌草 16g。

【用法】每日 1 剂，水煎服，早、晚各 1 次。

【功效】补血补气，防止胃癌复发转移。

【方解】防癌转移方由异功散合当归补血汤加味而成。方中党参、炒白术、茯苓、生黄芪益气健脾，培本扶正，脾气健则绝生痰之源；当归养血补血，化瘀止痛，因气属无形，血乃有形，气能生血，血不能速生，补血必先补气，故遵当归补血汤之意，在众多补气药中加当归以补血生血；陈皮行气运脾，以防气机壅滞；白花蛇舌草、半枝莲解毒清热、抗癌；白芷、炒露蜂房、血余炭为中医推崇的抗胃癌复发转移之经验用药。全方合用，使脾胃调和，气血通畅，痰浊不生，邪气无所滋生和藏匿，从而达到防止或延缓胃癌复发转移之目的。

【加减】①胃脘胀痛，窜及两胁，呃逆呕吐，属肝胃不和，加白芍、当归、柴胡、佛手、香橼、八月札、绿萼梅、炒枳壳。②胃内灼热，口干欲饮，胃脘嘈杂，吐酸水，舌红少苔或光剥，脉细数，属胃热伤阴，可酌加麦冬、石斛、玉竹、女贞子、天花粉、生石膏、知母。③胃脘刺痛，心下痞块、压痛、刺痛、痛处不移，吐血、便血，面色黧黑，肌肤甲错，为瘀血内阻，选加延胡索、白屈菜、桃仁、红花、川芎、赤芍、郁金、姜黄。④呕吐痰涎，腹胀便溏，面黄虚胖，痰核累累，舌胖大，边有齿痕，苔腻，属痰湿凝结，可酌加清半夏、竹茹、枳实、石菖蒲、藿香、砂仁、生薏苡

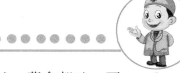

仁、白豆蔻。⑤胃脘隐痛，喜温喜按，或朝食暮吐，暮食朝吐，面色白，神疲肢冷，便溏水肿，属脾胃虚寒，酌加人参、干姜、桂枝、小茴香、炙甘草等。⑥乏力、自汗、盗汗、心悸气短等气阴双亏者，加黄芪至28g，肉桂、白芍、熟地黄、枸杞子、女贞子、山茱萸、山药、阿胶等。⑦有骨转移者，加透骨草、鹿衔草、骨碎补、鸡血藤等。另外，还根据病情常用白屈菜、莱菔子、藤梨根、虎杖、马尾连、山慈菇、干蟾皮、生炒薏苡仁、天龙、地龙等。

☯ 清热止痛汤（王明艳方）

【组成】黄芩7g，黄连7g，半夏7g，干姜7g，炙甘草7g，大枣12枚，当归24g，川芎7g，桃仁3g，五灵脂11g，蒲黄11g。

【用法】水浸泡方药约30分钟，然后用大火煎药至沸腾，再以小火煎煮40分钟；每日1剂，分3次温服，6剂为1个疗程，需用药10～15个疗程。

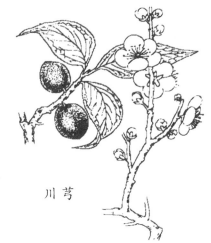

川芎

【功效】活血化瘀，清热燥湿，适用于胃癌。

【方解】清热止痛汤方中黄连、黄芩清热除湿，降泻浊逆。半夏醒脾和胃，除湿和中。当归补血活血，化瘀生新，止痛调经。川芎行气止痛。五灵脂、蒲黄、桃仁，逐瘀止痛。干姜温通，散寒破滞，通达经气。大枣、甘草补益中气，健脾和胃。

【加减】若湿甚者，加茯苓、车前草、白扁豆、薏苡仁，以健脾利湿；若热甚者，加栀子、黄柏、苦参，以清热燥湿；若不思

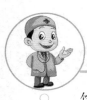

饮食者，加山楂、麦芽、砂仁，以消食和胃；若瘀甚者，加三棱、莪术，以活血化瘀止痛等。

【验案】陈某，女，75岁，退休人员。患者有20余年慢性胃炎病史，6个月前经纤维胃镜等检查，确诊为胃黏液腺癌，因患者拒绝手术治疗，几经服用中西药，可胃痛没有得到有效控制，特专程前来诊治。刻诊：患者胃痛剧烈，夜间痛甚，呕吐，不能饮食，肢体沉重，食后胃痛，大便溏泄，倦怠乏力，口苦口腻，舌质红边夹瘀紫，苔黄厚腻，脉沉涩。辨为湿热夹瘀证，治当清热燥湿，活血化瘀，用半夏泻心汤、生化汤与失笑散合方加味，黄连13g，黄芩16g，红参13g，干姜13g，炙甘草13g，大枣12枚，当归24g，川芎7g，桃仁4g，五灵脂11g，蒲黄11g，山楂24g。6剂，水煎服，每天1剂，每日分3服。二诊：胃痛减轻，呕吐好转，以前方6剂。三诊：口苦明显减轻，口腻除，以前方6剂。四诊：诸症均较前减轻，以前方6剂。之后，每周用药6剂，以巩固治疗效果。随访半年，病情稳定，一切尚好。

【按语】中医根据患者口苦口腻、肢体沉重辨为湿热，再根据夜间痛得厉害、舌质瘀紫辨为瘀，因倦怠乏力辨为气虚，以此辨为湿热夹瘀证。方以半夏泻心汤补益中气，清热除湿，以生化汤、失笑散，化瘀活血止痛，加山楂消食健胃。方药相互为用，以取其效。

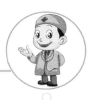

第十章
上消化道出血

       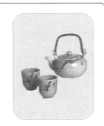

止血补血汤（刘建华方）

【组成】白及粉 11g 冲服，煅乌贼骨 16g 研细冲服，地榆炭 16g，仙鹤草 28g，藕节炭 28g。

【用法】将后 3 味煎 2 遍和匀，共约 150ml，每日 3 次分服。待药液稍凉时将乌贼骨粉 6g、白及粉 4g 和入调匀服之。过热则药粉溶化后凝成胶状影响疗效。

【功效】适用于十二指肠溃疡出血，呕血、便血等。

【方解】方中贼骨粉、白及粉性酸收敛生肌止血；地榆炭、藕节炭活血止血；仙鹤草收敛止血并有调补气血之功，故民间称为"脱力草"。五药合用有协同作用，可以增强止血效力。

【加减】大便干燥加生大黄 6g 或土大黄 16g，大麻仁 10g 均可；上腹痛者加痛经散入汤剂中服之，每次 1g，每日 3 次。

【验案】王某，男，48 岁，工人。就诊日期：1970 年 10 月 15 日。有发作性上腹疼痛史 5 年、冬天发作较频，饥时为甚，进食后缓解，已延多年，曾先后呕血 3 次，到医院做 X 线钡餐造影示胃小弯溃疡，近 1 周来上腹疼痛发作频繁，3 天前发生呕吐，吐物呈咖啡色，随之大便呈黑色，隐血试验（＋＋＋＋），血红蛋白 10g，系胃溃疡出血，给予上方服 3 剂呕血即止，9 天后大便转为黄色，隐血试验阴性。

【按语】血止之后，仍须继续治疗溃疡病，以防复发。

止血散（周亚明方）

【组成】三七 13g，土大黄（大黄亦可）28g，白及 28g，乌贼骨 13g。

【用法】研细末，每服 7g，每日 3 次，温开水送下。

【功效】适用于胃、十二指肠溃疡出血，呕血，便血等。

【方解】方中土大黄凉血止血，白及收敛生肌止血，三七化瘀止血。大黄通便之力较土大黄为强而止血之力亦较强，乌贼骨抑酸收敛。本方止血而无留瘀之弊。

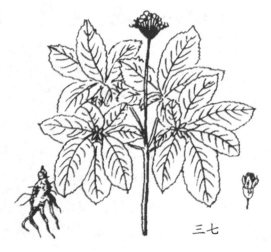

三七

【加减】大便干或秘结者用大黄；大便稀者用土大黄、麻仁；嘈杂泛酸者加大乌贼骨用量至 28g 共研。

【验案】朱某，男，38 岁，教师，就诊日期：1976 年 9 月 15 日。患者上腹时感隐痛已有 3 年，到医院诊为十二脂肠球部溃疡，于 1 周前上腹隐痛，大便黑色，隐血试验（＋＋＋＋），系上消化道出血，乃予上方 3 剂，服 3 天后大便转为黄色，隐血试验阴性。

【按语】患者在大便转为黄色，隐血试验阴性后须继续服药3～5天以巩固疗效。

补血归脾汤（陈少青方）

【组成】茯神（去木）28g，白术28g，黄芪（去芦）28g，龙眼肉28g，酸枣仁（炒，去壳）28g，人参16g，木香（不见火）16g，炙甘草10g，当归4g，远志蜜炙4g。（当归、远志两味，从《校注妇人良方》补入）。

【用法】水煎服。每日1剂，早、晚2次分服。用量按原方比例酌减，加生姜5片，大枣3枚。

【功效】健脾养心，益气补血。适用于胃及十二脂肠球部溃疡合并出血等。

【方解】补血归脾汤方中以黄芪补脾益气；龙眼肉补益心脾，养血安神，《滇南本草》曰其"养血安神，长智敛汗，开胃益脾"。二药合用，补气养血，养脾益心之功益佳，共为主药。人参、白术味甘温益气，加强黄芪补脾益气之功；当归滋养营血，与龙眼肉相伍，增加养心补血之效，均为佐药。茯神、远志、酸枣仁安神宁心；木香醒脾理气，以防益气补血药滋腻滞气，使补而不滞。以上诸药皆为佐药。炙甘草益气补脾，调和诸药，是为佐使药。煎药时少加姜、枣调和脾胃，以资生化。诸药合用，心脾同治，气血兼顾，使心得所养，血统于脾，则诸症可愈。全方偏重于补气健脾，意在益气以生血，补脾以统血，以达气旺血生，统血归脾之目的。

【加减】本方为气血双补，心脾两调之剂，是治心脾气血两虚，以及脾不摄血证的常用方。临床以食少体倦，心悸失眠，或失血，舌淡苔白，脉细弱或缓为证治要点。

下血偏寒者，加艾叶炭、小蓟、炮姜炭以温经止血；偏热者，加生地炭、阿胶珠、棕榈炭以凉血止血；兼腰膝酸痛者加续断、杜仲、骨碎补、桑寄生以补益肝肾、强壮筋骨。

【验案】杨某，女，35岁，公司员工，住院号53667。患者1971年起即有胃脘痛病史，做钡餐拍片诊断为十二指肠球部溃疡。1980年7月1日上午突然解柏油样便约500g，伴胃脘疼痛，食欲大减。实验室检查大便隐血（＋＋＋＋），乃收入院。入院时面色无华，神倦乏力，四肢不温，纳谷不香，大便色黑如柏油样，日解1次，苔薄白，脉濡。中医辨证：此属久痛入络，脾胃虚弱，中阳不运，气不摄血，血从下溢。服药2剂，加溃疡止血粉13g，每日3次，大便转黄，隐血转阴，上腹部无不适，精神较佳，纳谷亦香。

【按语】补血归脾汤与补中益气汤两方同用人参、黄芪、白术、甘草补脾益气。但归脾汤是补气健脾药配伍安神养心药，意在补益心脾，复其生血统血之职，适用于心脾两虚之心悸怔忡，健忘失眠，食少体倦及脾不统血之便血、崩漏、月经不调等；补中益气汤是补气健脾药配伍升阳举陷药，意在补气升提，复其升清降浊之功，适用于脾胃气虚之少气懒言，发热及中气下陷诸证。

☯ 止血黄土汤（杨林春方）

【组成】灶心黄土28g，甘草、干地黄、白术、附子、阿胶、黄芩各7g。

【用法】水煎服，每日1剂，早、晚各1次。先煎煮灶心黄土取其澄清水，再煎煮余药，阿胶烊化服。

【功效】养血止血，温阳健脾。适用于脾阳不足，脾不统血证。症见大便下血，先便后血，以及吐血、衄血，妇人崩漏，血色暗淡，四肢不温，面色萎黄，舌淡苔白，脉沉细无力。

【方解】止血黄土汤方中灶心土（即伏龙肝）健脾温中，收涩止血，为主药。白术、附子健脾温阳，以复统摄之权，为佐药。生地黄、阿胶滋阴养血，并能止血；黄芩性苦寒，亦能止血。三药合用，既能增强止血之功，又制白术、附子温燥动血之弊，共为辅药。甘草调和诸药，并补中和中，为佐使药。诸药合用，寒热并用，刚柔互济，标本兼治，温阳健脾而不伤阴动血，滋阴养血而不滞脾碍阳，共奏温阳止血之功。

【加减】本方为治脾阳不足、虚寒性出血的常用方剂。临床以出血色暗淡，面色萎黄，舌淡苔白，四肢不温，脉沉细无力为证治要点。

胃纳差，阿胶可改用阿胶珠以减其滋腻之性；气虚甚者，加党参或人参以益气摄血；咳血、吐血多者，酌加三七粉、仙鹤草、白及等以止血；若宫寒崩漏者，可加炮姜、艾叶等以温经止血。

【验案】宋某，女，83岁，退休人员，住院号667212。1991年8月6日因黑大便3天入院，经急诊西药止血、输血等治疗无好转，确诊为"胃溃疡，上消化道大出血，疑有消化道恶病变灶"入院。患者便血如漆，脘痞闷，呕恶纳呆，少气神倦，腹胀痛，舌质紫、苔厚腻，脉虚数。查：肠鸣活跃（8～10次/分钟），中上腹轻压痛。大便隐血（＋＋＋＋），血红蛋白75g/L。即予汤煎服，每日1剂，配合输液支持治疗。2天后大便隐血转阴，脘腹胀痛及呕恶缓解，饮食也明显改善，给予半流质及软食调理，5天后痊愈出院。

【按语】中医认为上消化道出血，是由脾阳不足，脾气亦虚，失于统摄，血不循经所致。若血溢于下则为便血、崩漏，溢于上则为吐衄。证由阳虚失统，故治以健脾温阳、止血养血为法。

养血补血汤（王续武方）

【组成】阿胶 6g，川芎 6g，甘草 6g，艾叶 7g，当归 7g，白芍 11g，干地黄 18g。

【用法】水浸泡方药约 30 分钟，然后用大火煎药至沸腾，再以小火煎煮 30 分钟；阿胶烊化冲服；每日 1 剂，分 3 次温服。6 剂为 1 个疗程，需用药 3～5 个疗程。

【功效】固涩止血，养血补血，适用于上消化道出血。

【方解】养血补血汤中阿胶养血补血，养阴润燥，止血。艾叶止血温经，调经散寒，安胎。干地黄滋

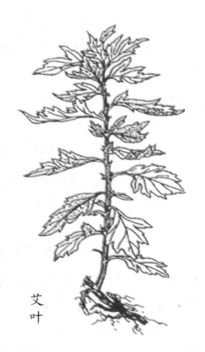

艾叶

阴养血。当归补血养血，理血调经。白芍敛阴养血。川芎活血行气，和畅气血，通畅经脉。甘草益气生血，止血摄血。

【加减】若血虚夹寒者，倍用当归、加白芷，以温经散寒补血；若血虚夹热者，加牡丹皮、生地黄、玄参，以清热凉血；若心悸明显者，加酸枣仁、大枣、龙眼肉，以补血养心安神；若目眩明显者，加龙眼肉、鸡血藤，以补血养血明目；若出血甚者，加棕榈、侧柏叶，以固涩止血；若气短者，加黄芪、白术，以益气健脾。

【验案】王某，女，60 岁，南京人。主诉有慢性胃炎病史 10

胃肠病 传承老药方

余年，在半年前又诊断为陈旧性出血性胃炎，几经中西药治疗，可胃底出血未能达到有效控制，近因胃痛胀加重而前来诊治。刻诊：患者胃脘胀痛，痛如针刺，夜间痛甚，大便色黑（粪便检查隐血阳性），肢体困重，嗳气，口苦口干，舌质红夹瘀紫，苔黄厚腻，脉沉涩。辨为湿热瘀血证，治当清热燥湿，化瘀止血，用半夏泻心汤、失笑散、四生丸合方，半夏 11g，黄连 13g，黄芩 13g，红参 13g，干姜 13g，炙甘草 13g，大枣 12 枚，五灵脂 13g，蒲黄 13g，生地黄 11g，生荷叶 11g，生艾叶 11g，生侧柏叶 11g。6 剂，水煎服，每天 1 剂，每日 3 服。

第二诊：胃痛减轻，口苦口腻好转，以前方 6 剂。

第三诊：诸证均较前减轻，以前方 6 剂。

第四诊：粪便检查隐血阴性，以前方治疗 12 剂，诸症悉除。随访 1 年，一切尚好。

【按语】中医根据胃痛如针刺、夜间痛甚辨证为瘀血，又根据口苦口干、苔黄厚腻辨为湿热，以此辨为湿热瘀血证。方以半夏泻心汤清热燥湿，益气健脾，气以摄血，以失笑散活血化瘀，凉血止血，四生丸清热止血。方药相互为用，以奏其效。

☯ 凉血止血汤（白仲英方）

【组成】黄芩 4g，黄连 4g，大蓟 13g，小蓟 13g，荷叶 13g，侧柏叶 13g，白茅根 13g，茜草根 13g，栀子 13g，大黄 13g，牡丹皮 13g，棕榈皮 13g。

【用法】水浸泡方药约半小时，然后用大火煎药至沸腾，再以小火煎煮 35 分钟；大便干结者，大黄煎煮约 15 分钟；每日 1 剂，分 3 次温服，6 剂为 1 个疗程，需用药 3～5 个疗程。

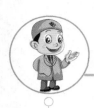

【功效】凉血止血，清泻胃热。适用于上消化道出血。

【方解】凉血止血方中黄连、黄芩清泻阳明之胃热。大蓟、小蓟、荷叶、白茅根清热化瘀，凉血止血。棕榈、侧柏叶收敛固涩止血。茜草根、牡丹皮凉血止血。大黄泻热止血，使热从大便而去。栀子泻热，使热从小便而去。

【加减】若恶心呕吐者，加旋覆花、代赭石以降逆和胃；若不思饮食者，加山楂、鸡内金以消食和胃；若热甚者，加蒲公英、金银花以清宣郁热。

【验案】夏某，女，46岁，公司员工。患者有十二指肠球部溃疡12年，到医院做胃钡餐透视2次确诊，有规律疼痛2年，泛酸多，3天来胃痛加剧且有黑粪如柏油样而来门诊。经检查大便隐血试验（＋＋＋＋）。每天溏薄黑便4或5次，血红蛋白75g/L，血压75/45mmHg（10.5/6.0kPa），患者面色苍白，身体乏力，食欲缺乏，舌淡，脉虚细。收住入院，诊断为上消化道出血（血证），拟补气摄血法。加味汤进治，服后第2天未大便，第3天大便转黄，第4天送检大便隐血试验（－），续服3剂巩固疗效。

止血清肝汤（刘云鹏方）

【组成】栀子11g，龙胆草13g，黄芩7g，泽泻13g，车前子13g，木通4g，生地黄11g，当归13g，柴胡6g，生甘草6g，生荷叶11g，生艾叶11g，生侧柏叶11g。

【用法】水浸泡方药约30分钟，然后用大火煎药至沸腾，再以小火煎煮40分钟；每日1剂，分3次温服。6剂为1个疗程，需用药2～5个疗程。

【功效】凉血止血，清肝泻火，适用于上消化道出血。

【方解】止血清肝汤方中龙胆草清肝胆之实火，泻下之湿热。黄芩清热化湿，与龙胆草相用，以增强清热除湿。栀子清热利湿，与龙胆草相用，以清泻肝热。车前子、木通、泽泻，利湿清热，使热邪从下而去。柴胡疏达肝气，防止若寒伤肝气，以使肝气条达和畅。生地黄、生荷叶、生柏子、生艾叶，养阴清热，止血凉血。当归性温，味苦，助生地黄以养血补血，滋养肝体，并防止寒凉太过凝滞。甘草补益中气，调和药性。

【加减】若肝郁者，加枳实、陈皮、香附，以疏肝行气；若出血甚者，加茜草、三七，以凉血止血；若脘腹疼痛者，加白芍、牡丹皮，以散瘀缓急止痛。

【验案】赵某，女，39 岁，1984 年 12 月 26 日来医院就诊。患者右上腹疼痛，伴有泛酸、嗳气 4 年，遇寒遇凉加重，每次发作可持续数日、数周，多为隐痛、饥饿样痛。因 4 小时前解柏油样大便 4 次、呕血 1 次（血量约 250ml），而来诊治。患者头目昏眩，口渴、心慌、神疲乏力，面色无华，四肢不温，烦躁不安，血压 84/52mmHg（11/7kPa）。患者脉细弱，舌质淡、苔薄白。用 X 线钡餐检查见十二指肠球部有漏斗状龛影，临床诊断为十二指肠球部溃疡伴出血，经西医处理 2 天后仍解黑色大便。乃给上药，每日 4 次，每次 9g，40 小时后大便转黄，继续服 1 周，经查 3 次大便隐血试验阴性而出院。

☯ 止血方（孙一民方）

【组成】当归 13g，黄芪 45g，白术 20g，云苓 16g，熟地黄 28g，白芍 20g，蒲黄 11g，五灵脂 13g，茜草、丹参各 20g，枳壳 13g，三七粉（分冲）4g，生草 4g，生大黄粉（分冲）6g。

【用法】水煎服，每日1剂，每日服2次。

【功效】通腑泄热，益气活血。适用于上消化道出血。

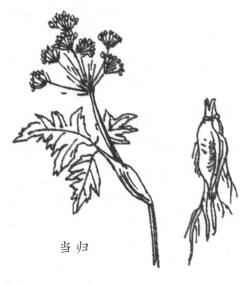

当归

【验案】许某，男，54岁，河南省某运输公司汽车司机。因胃溃疡反复出血于1984年10月做胃大部切除术，效果不理想，术后仍有出血，曾于当地多家医院治疗，包括每月输血数百至900ml，效果仍不理想。遂于1986年9月10日来京治疗。曾在多家医院辗转住院治疗，病情仍无起色，出血量加大，乃出院拟安排后事。于1986年11月4日经介绍而延请孙一民诊治。诊见发热，头晕，恶寒，乏力，心烦不寐，腹胀痛，纳呆。大便5～7天1次，色如柏油，状如羊粪，腰痛，尿少而混浊。既往有慢性肾炎，住院后多次检查示肾功能减退，一直有蛋白尿。患者已经气息奄奄，欲起不能，脸色苍白，精神萎靡。脉数洪滑，唇干，舌质淡暗无苔。下肢水肿明显。出院前（1986年11月2日）血红蛋白3.5g/L，红细胞280万/L。脉证合参，辨为气血双亏，以致气滞血瘀，腑气不通，且见积瘀化热。治以补益气血以扶正，理气活血以化瘀，辅以通腑之法。方用黄芪45g，当归13g，白术20g，茯苓16g，熟地黄28g，白芍20g，蒲黄11g，五灵脂13g，茜草、丹参各20g，枳壳13g，三七粉（分冲）4g，甘草4g，生大黄粉（分冲）6g。3剂。嘱1剂煎服2次，每日服3次。并告知患者，药后可能腹痛、腹泻，但如无特殊情况，如心烦加重、汗出淋漓，则仍应坚持治疗。倘发生上述情况，速至附近医院救治。患者于服药后1小时开始腹痛，继之排便，服 3 次药后共排便 6 次。第 1 次排出大便呈黑色糊状，约 1000ml，其中夹有块状粪便，恶臭；以后大便量减少，色渐变浅。因其腹痛较重，排便较频，其家人又找孙一民复诊。孙一民见其神色转佳，脉象、舌象并无恶化表现，遂嘱其继服原方，仅将大黄改为酒大黄炭 4g，且改为日进 1 剂分 2 次服。次日大便 2 次，质地较软，色深黄带褐。第 3 日起大便日行 1 次，性状正常。嘱至附近诊所查大便。1986 年 11 月 9 日大便隐血转阴。三诊时，大便正常，唯仍常见胃胀腹胀，舌痛，时有心慌，尿仍少而混，下肢仍水肿。脉象、舌象同前。转以养阴宁心、理气利水调理。

【按语】此病例不但病情危急，且错综复杂，既有溃疡出血，又兼肾病。笔者对治疗的着眼点是重"证"而不重"病"。其证辨为气血双亏以致气滞血瘀，腑气不通，故运用气血双补、理气活血及化瘀通腑之法，标本兼顾。因患者腑气不通，促使气滞血瘀；瘀滞则使血不循径，离经之血日久必化热，热则伤络，加重血液外溢。所以化瘀活血，通腑导滞，贯串于治疗的始终，充分体现了中医"见血休止血""欲止先行"的辨证思想。本例接受中药治疗后，追访 2 年未再反复，说明中医理论有充分的实践基础。

化瘀止血方（刘奉伍方）

【组成】赤芍、桃仁、制香附各 13g，当归 7g，三七粉 4.5g（冲服），失笑散（冲服）、大黄炭、茜草、木香各 6g，甘草 4.5g。

【用法】水煎服，每日 1 剂，每日服 2 次。

【功效】理气和胃，化瘀止血。

【验案】谭某，男，49岁，司机，1982年10月6日来医院就诊。患者有胃溃疡10余年，屡治不愈。近月来，胃痛加剧，日轻暮重，痛有定处，大便如柏油状，面色无华。脉细涩，舌质紫暗、边有瘀斑、苔薄白。大便隐血（＋＋＋）。中医辨证属久病入络，瘀血阻络。治则化瘀止血，和胃理气。当归7g，赤芍、桃仁、制香附各13g，三七粉4.5g（冲服），失笑散（冲服）、大黄炭、茜草、木香各6g，甘草4.5g。服5剂后，胃脘痛减轻，大便隐血阴性。原方减桃仁、失笑散，加党参16g，黄芪18g，续服5剂，以资巩固。

【按语】中医认为，治疗上消化道出血应明辨虚实，不论何种类型出血，均有血瘀气滞之证。故三七、茜草乃止血化瘀必用之品，切莫以出血稍多，而误投摄血益气之剂以致出血反复不止。凡属胃热伤络者，必须强调早投大黄，以通腑清热、止血化瘀，切勿以便结与否为标准，否则延误病机。

第十一章
急性肠炎

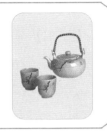

☯ 消炎止泻方（陈自清方）

【组成】炒白芍 60g，炒白术 90g，炒陈皮 45g，防风 28g。

【用法】水煎服，每日 1 剂，早、晚各 1 次。

【功效】祛湿止泻，补脾柔肝。适用于脾虚肝旺之痛泻。症见肠鸣腹痛，泻必腹痛，大便泄泻，舌苔薄白，脉两关不调，左弦而右缓。

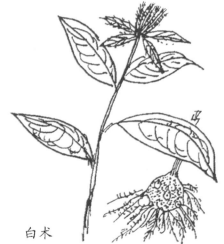

白术

【方解】消炎止泻方中白术味甘苦温，补脾燥湿以治土虚，使土强以御肝之侮，为主药。白芍柔肝止痛，为佐药。君臣相伍，补脾柔肝，于土中泻木。陈皮理气化湿，醒脾和胃，为辅药。防风辛温芳香，其性升散，辛能散肝郁，佐白芍能舒肝解郁；香能舒脾气，合白术以升发脾阳，祛湿止泻，又为脾经引经药，故兼佐使药之用。四药相合，肝脾同调，补脾祛湿以止泻，柔肝理气以止痛，使脾健肝柔而痛泻可愈。

【加减】本方为治脾虚肝旺痛泻之常用方。临床以大便泄泻，泻必腹痛，肠鸣腹痛，脉左弦而右缓为证治要点。

若久泻者，加炒升麻以升阳止泻；若湿郁化热，舌苔黄腻者，加黄连、通草、煨木香清热燥湿，理气止泻；若湿从寒化，舌苔白腻者，加干姜温中祛寒。

【验案】钱某，男，23 岁，青年职工。患者已有 3 年每在五更天未明时，必腹痛，痛而即泻，泻后痛渐减，一会儿又痛又泻。观见脉弦，舌淡红，苔薄黄。最近 4 个多月加重。服过不少"四神丸、健脾药、固涩药"，一概无效。予为其处痛泻要方：白术 16g，白芍 16g，防风 7g，陈皮 7g，生姜 2 片。睡前服下。服第 1 剂，腹泻推迟到次日 11 时，大便比以前稍干，泻时仍腹痛。又服第 2 剂，腹泻推迟到下午 5 时左右，痛大减，腹泻量少，大便已成形后因其吃西红柿过量，又泻在五更，又与前方加木瓜、吴茱萸痊愈。

【按语】中医认为腹痛腹泻之证，成因颇多，病情复杂，治法多个。本方所治之痛泻，是因脾虚肝旺，肝木乘脾，脾运失常所致。即如《医方考》所说："泻责之脾痛责之肝；肝责之实，脾责之虚，脾虚肝实，故令痛泻。"治则补脾柔肝，祛湿止泻之法。

清热泻心汤（许润三方）

【组成】黄芩、干姜、人参各 7g，半夏 11g，黄连 4g，大枣 4 枚，炙甘草 7g。

【用法】水煎服，每日 1 剂，早、晚各 1 次。

【功效】散结除痞，平调寒热。适用于寒热错杂、肠胃不和之痞证。症见心下痞，但满而不痛，或呕吐，肠鸣下利，舌苔腻而微黄。

【方解】清热泻心方中半夏性辛温，除痞散结，和胃降逆，为君药。干姜性辛热，以温中散寒，协半夏辛开散结；黄芩、黄连苦降消痞，寒凉泻热，共为臣药。君臣相伍，调和寒热，辛开苦降，开结除痞。然痞之所成，又缘于中虚失运，斡旋无力，故又以人参、大枣、炙甘草补中益气，助运化以正升降，为佐药。炙甘草又能调和诸药，兼使药之用。综合全方，补泻同施，寒热共用，苦辛并进，使寒去热清，中焦运转，升降复常，则痞满可除，呕利自愈。

【加减】本方为治疗中气虚弱，寒热错杂而致肠胃不和的常用方，又是体现调和寒热，辛开苦降治法的代表方。临床以心下痞满，呕吐泻利，苔腻微黄为证治要点。

若痞满重者，可加枳实、香附消痞除满；若呕多，加生姜和胃降逆止呕；下利甚者，加泽泻、茯苓渗湿止泻；若湿热蕴积中焦，呕甚而痞，中气不虚，或舌苔厚腻者，可去人参、干姜、大枣、甘草，加枳实、生姜以下气消痞止呕。

【按语】清热泻心汤原系小柴胡汤证误下，损及中阳，因虚而寒，少阳邪热乘虚致内陷，以致寒热互结于心下（胃脘），痞塞不通，升降失所致。中医认为其病机较为复杂，既有寒热错杂，又有虚实相兼。治疗当调其寒热，和胃益气，散结除痞。清热泻心汤即小柴胡汤去柴胡、生姜，加黄连、干姜而成。因无半表证，故去柴胡、生姜，因寒热互结于心下，故加黄连、干姜以平调寒热，变和解少阳之剂为调和肠胃之方。后世师其法，随症加减，广泛应用于脾胃虚弱，寒热错杂，或湿热互结，痞塞气枕，升降失调所致诸证。

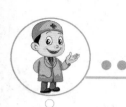
解毒芍药汤（游家卉方）

【组成】当归、黄连各7g，芍药15～20g，槟榔、木香、甘草炒各6g，大黄7g，黄芩7g，官桂2～6g。

【用法】水煎服，每日1剂，早、晚各1次。

【功效】调和气血，清热燥湿。适用于湿热痢。症见腹痛便脓血，赤白相兼，里急后重，肛门灼热，小便短赤，舌苔黄腻，脉弦数。

【方解】解毒芍药汤方中黄连、黄芩苦寒化湿，解毒清热，乃治湿热壅滞成痢的必用之品，为主药。大黄苦寒泻热，攻积导滞，使积滞除、瘀血去，则下痢可止，此乃"通因通用"之法，为佐药。重用芍药理脾柔肝，调和气血，而止泻痢腹痛，李时珍《本草纲目》谓其善"止痢腹痛后重"；当归活血行气，与大黄合用，又有行瘀之用；木香、槟榔行气导滞；合用而能调气行血，此即原书所谓"行血则便脓自愈，调气则后重自除"；肉桂性辛热，防黄芩、黄连、大黄苦寒之偏，冰伏湿热之邪，合当归、芍药以增调血和血之功，共为辅药。甘草和中益胃，调和诸药，合芍药又能缓急止痛，为佐辅药。全方配伍，清热燥湿解毒，调血行滞，为治湿热痢疾之良方。

本方配伍特点：以清热祛湿为主，兼以气血并调，结合中医"通因通用"之法，与一般纯用苦寒治痢之方不同。

【加减】本方为治疗湿热痢疾的常用方剂。临床以腹痛里急后重，苔腻微黄，痢下赤白，脉滑数为证治要点。

原方后有"如血痢，渐加大黄；汗后脏毒，加黄柏7g"。若兼有食滞者，可加焦山楂、神曲以消食导滞；热毒重者，加白头翁、连翘、金银花增强解毒之力；泻下赤多白少，或纯下血痢者，当归改归尾，并加牡丹皮、白及、地榆等以凉血行血。

【按语】中医认为，急性肠炎是因湿热疫毒壅滞肠中，气血不调，传导胃肠失职所致。《类证治裁·痢疾》云："痢多发于秋，……症由胃腑湿蒸热壅，致气血之凝结，挟糟粕积滞，进入大小肠，倾刮脂液，化脓血下注，或痢白、痢红、痢瘀紫、痢五色，腹痛呕吐，口干溺涩，里急后重，气陷肛坠，因其闭塞不利，故亦名滞下也。"治则清热燥湿，调和气血。

☯ 清热解毒汤（罗元恺方）

【组成】黄柏 11g，白头翁 16g，黄连 6g，秦皮 11g。

【用法】水煎服。上药四味，以水 7L，煮取 2L，去滓，温服 1L。不愈再服 1L。

【功效】凉血止痢，清热解毒。适用于热毒痢疾。症见下痢脓血，赤多白少，里急后重，腹痛，肛门灼热，渴欲饮水，舌红苔黄，脉弦数。

【方解】中医用本方所治热毒痢疾，乃由疫毒邪热蕴积肠中，深陷血分而致。治当解毒清热，止痢凉血。

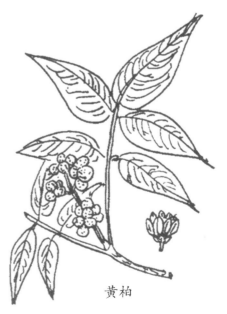

黄柏

本方所用苦寒之白头翁，善清胃肠道中的热毒和湿热，是治疗热毒血痢之要药，为主药。黄连、黄柏性苦寒解毒泻火，燥湿治痢，为佐药。秦皮苦涩而寒，清热燥湿，又兼有收涩止痢之功，为辅使药。四药合用，共奏解毒清热，凉血止痢之功。

【加减】本方是治热毒血痢的常用方。临床以赤多白少，腹痛，里急后重，下痢脓血，舌红苔黄，脉弦数为证治要点。

若兼恶寒发热，表邪未解而里热炽盛者，可加葛根、金银花、板蓝根、连翘以增强解肌清热之力；若腹痛里急明显者，可加乌药、槟榔、白芍以行气导滞止痛；若赤痢偏多，可加牡丹皮、地黄、赤芍、地榆以凉血活血；若发病急骤，下痢鲜紫脓血，壮热口渴，烦躁舌绛属疫毒痢者，可再加生地黄、金银花、穿心莲以加强清热凉血之功。

【按语】本方由白头翁汤与芍药汤组成，均治下痢脓血，腹痛里急后重之证。但白头翁汤适用于热毒深陷血分子之热毒痢疾，以赤多白少，日泻多次，渴欲饮水，舌红苔黄等为主要见症，治以清热凉血解毒为主，兼收涩止痢；而芍药汤适用于湿热壅滞肠腑，气血失调之湿热痢疾，以下痢脓血，里重外轻，赤白相兼，舌苔黄腻等为主要见症，故治则调和气血与清热解毒并进，取"通因通用"之法，以使"行血则便脓自愈，调气则后重自除"，是清热燥湿与行血调气并用。

☯ 解表清里汤（付灵梅方）

【组成】甘草 6g，葛根 16g，黄芩 7g，黄连 7g。

【用法】水煎服，每日 1 剂，早、晚各 1 次。

【功效】清里解表。适用于表证未解，邪热入里证。症见身热，下利臭秽，口干作渴，胸脘烦热，或喘而汗出，舌红苔黄，脉数或促。

胃肠病 传承老药方

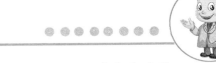

【方解】解表清里汤原治毒在太阳，误用攻下，以致表毒内陷阳明而致"协热下利"。此时表毒未解，里热已炽，表里俱热，治当外解肌表之邪，内清胃肠之热。

方中重用葛根为君，外解肌表之邪，内清阳明之热，又升发脾胃清阳而止泻，使解毒和里。臣以黄芩、黄连性苦寒清热，坚阴止利。甘草性甘缓和中，调和诸药，为佐使药。四药合用，内清外疏，表里同治，使表解里和，身热下利自愈。

【加减】本方为解表清里之剂，常用于治疗泄泻、痢疾及阳明温病的痧疹，无论有无表证均可使用。以身热下利、苔黄脉数为证治要点。

腹痛者，加炒白芍以缓急止痛；里急后重者，加陈皮、槟榔以行气而除后重；兼呕吐者，加（制）天南星、竹茹以降逆止呕；挟食滞者，加焦山楂、焦神曲以消食。

【验案】田某，女，38岁，工人，1983年1月15日来医院就诊。患者腹泻、解黏液血样便半年，曾先后用"黄连素、痢特灵"等治疗，症状没有得到缓解。患者全身状况尚好，精神正常，脉滑、稍数，苔薄黄。直肠镜检见直肠下端有粉红样黏液分泌物，肠壁黏膜充血，并有散在点状溃疡，溃面附有少许黄白样脓苔。经上方治疗3天后，腹泻、下坠、舌红、黏液血样便逐渐减轻，大便次数减少；10天后，上述症状完全消失，大便形态正常。直肠镜检见肠黏膜色泽正常，大便常规未见阿米巴原虫。继续服药5天以巩固疗效。

【按语】本方所治属热利兼太阳表证，见有身热口渴，喘而汗出，下利血浓臭秽，舌红苔黄等表里俱热之象，有表里双解之功，尤以清里热为主。解表清里汤用治热毒深陷血分之热痢，证候特点为泻下脓血，赤多白少，身热，苔黄，有清热解毒，凉血止痢之功。本方适用于湿热痢，表现为便脓血赤白相兼，且腹痛里急

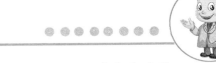

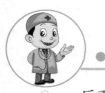

后重较甚，有清热燥湿，调和气血之功。

🔯 润肠泻热丸（孔昭遐方）

【组成】白芍、枳实（炙用）、厚朴（炙、去皮）、杏仁各250g，麻子仁、大黄（去皮）各500g。

【用法】将药共研为末，炼蜜为丸，每次8g，每日3次，温开水送服。也可水煎服，用量按原方比例，每日1剂，分2次服用。

【功效】行气通便，润肠泻热。适用于肠胃燥热，津液不足所致的便秘证。症见大便干结、小便频数。常见于现代医学慢性结肠炎。

【方解】润肠泻热丸方中麻子仁，味甘，性平，润肠通便，能治肠燥便秘。白芍，味苦、酸、甘，性微寒，养血调经，止痛平肝，止汗敛阴；主治血虚或阴虚有热的月经不调，崩漏等证，肝阴不足，肝气不舒或肝阳偏亢的头痛眩晕，胁肋疼痛，脘腹四肢拘挛作痛，阴虚盗汗及营卫不和的表虚自汗证。枳实，味苦、辛，性微寒，破气除痞，化痰消积，能治食积证，胃肠热结气滞证及痰滞脘痞满，胸痹结胸。大黄，味苦，性寒，攻积泻下，泻火清热，止血解毒，祛瘀活血，能治大便秘结，胃肠积滞，血热妄行之吐血、衄血、咯血，以及火邪上炎所致的目赤，咽喉肿痛，牙龈肿痛，热毒疮疡，烧烫伤，瘀血证。厚朴，味苦、辛，性温，行气、燥湿、消积、平喘，能治湿阻中焦，气滞不利所致的脘闷腹胀、腹痛，或呕逆，肠胃积滞之脘腹胀满，大便秘结，痰饮喘咳。杏仁，味苦，性微温，平喘止咳，通便润肠，能治咳嗽气喘，脾燥便秘。

【附记】通便后即停药。

【验案】苗某，女，54岁，1992年10月9日来医院就诊。患

胃肠病 传承老药方

者发作性腹痛、腹泻 4 年，饮食不当、海鲜过量、受寒及情绪变化等常可诱发。腹泻一般每日 2 或 3 次，大便呈黄糊状，有时软粪而腐臭，时呈果酱状，带少量黏液，并伴有脐周疼痛、下腹部坠胀不适。多次生化检查大便：红细胞（＋＋～＋＋＋），白细胞（＋～＋＋），并检出阿米巴包囊。曾用甲硝唑、四环素、氟哌酸等效果不佳。症见：下痢赤白黏冻，腹痛绵绵，心中烦热，咽干口燥，午后潮热，体虚乏力，舌红苔少，脉细数。此为久痢不愈，伤及阴血而湿热未尽。治以滋阴养血，清热化湿。方用上药加减。服 5 剂后，腹痛、腹泻较前减轻，饮食、精神略好转，舌脉同前。续服 6 剂，诸症减轻，精神好转，食欲增进，大便为黄色软便。续服 5 剂后，痢已止，唯感神疲乏力，稍多进食即觉腹部闷胀，舌淡红，苔白稍腻，脉细缓。上方加黄芪、鸡内金各 13g，党参 16g，白扁豆 28g。服 5 剂后食欲、精神转佳，可参加一般体力劳动。后在此方基础上加减调理而愈，多次复查大便无异常。

☯ 养阴清热汤（杨志文方）

【组成】白芍 60g，当归 120g，甘草、槟榔、枳壳、车前子各 13g，莱菔子 28g。

【用法】水煎服，每日 1 剂，早、晚分服。

【功效】疏肝理气，行血止痛，养阴清热，健脾利湿。适用于急性肠炎。

【方解】方中当归、白芍、车前子可凉血消肿；甘草、莱菔子可理气消胀；枳壳、槟榔清热通便。若腹胀重、大便秘结，加大黄，重用芒硝；腹腔感染重、发热者，加金银花、连翘、白花蛇舌草。

【验案】例1：贾某，女，37岁，营业员，1980年8月5日来医院就诊。有泄泻下痢4载，每于秋末季节反复，多方治疗无效。表现：下痢糊状大便，味腐臭，时呈红棕色豆瓣酱状，日夜两行，挟带少量脓血，里急后重，脐周及左下腹钝痛，舌红、苔淡黄，脉沉细滑。大便镜检红细胞（＋＋＋），脓细胞（＋＋），发现阿米巴滋养体。方予归芍莱菔汤加马齿苋28g，并配

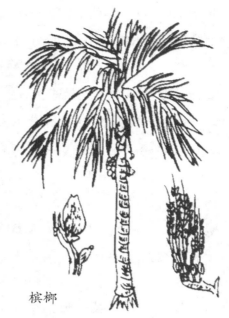

槟榔

用鸦胆子4g，用龙眼肉包裹成胶囊状，用上药液送服。9剂诸症皆除。再以原法配香砂六君子丸调理而愈。随访至今9年，无复发，多次检查大便常规均正常。

例2：张某，男，35岁，售货员，1979年6月2日来医院就诊，患者于1976年5月初，因误食不洁之物而致腹痛，里急后重，大便带有红白黏冻，少量脓血，日间三四次，肛周及外阴俱痒，屡用杀菌、消炎、解毒等法治疗3年，多方求医疗效不佳，病情无明显好转。大便多次化验霉菌阳性。表现：形体消瘦，目眩头晕，口干口苦，舌苔白，脉沉细弦。拟归芍莱菔汤加黄连、荆芥、艾叶炭、贯众各13g，连服23剂，腹痛已止，余症皆轻。药已显效，乘势驱病，续进上方1剂，症消病愈。随访至今未复发。

【按语】临床上根据疾病的情况，可随症加减，该方对慢性阿米巴痢疾、霉菌性肠炎、肠管硬化症、血吸虫病并直肠炎、慢性非特异性溃疡性结肠炎、滴虫性肠炎等均有较明显的治疗效果。

胃肠病
传承老药方

☯ 乌梅消炎汤（李雪英方）

【组成】黄连 13g，乌梅 16g，秦皮 28g，苍术 13g，厚朴 13g，陈皮 13g，炙甘草 6g，生姜 13g，大枣 5 枚。

【用法】每天 1 剂，煎 2 遍和匀，每日 3 次分服。

【功效】清热解毒，调和脾胃。适用于急性肠炎。

【方解】方中乌梅涩肠收敛；黄连、秦皮清热化湿；苍术健脾和胃、厚朴导滞、消除胀满；陈皮和中理气；炙甘草、生姜、大枣调和脾胃，本方性苦寒清热利湿，芳香理气健脾同用，故肠炎久延，脾虚而湿热留恋者宜之。

【加减】泄泻次数多，日久不减者加罂粟壳 13g 同煎。

【验案】吴某，男，38 岁，环卫工人。就诊日期：1980 年 9 月 10 日。2 个月来患者腹泻每日 3 或 4 次，大便带黏液，伴腹胀腹痛，多次治疗不愈，予上方煎服 6 剂，腹泻次数减为每日 1 或 2 次，服 6 剂后大便成形，每日 1 次。

☯ 清热止痢汤（刘丽方）

【组成】黄连 4g，生大黄、椿白皮、白头翁、炒白术、黄柏各 7g，槟榔、山药各 11g，广木香 24g，荷叶 1 方，山楂炭 16g。

【用法】水煎，黄连研末冲服，每天 2 次。另备鸡汤频饮。

【功效】泻火导滞，清热化湿，止痢。适用于湿热下痢。症见便黏冻脓血，腹痛，里急后重，苔黄腻，舌红。若便溏臭秽，滞下不爽，虽无便下脓血赤冻亦可用此方。

【方解】方以大黄为君药解毒泻火，荡涤肠胃积热；椿白皮、

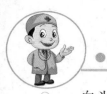

白头翁汤凉血清肠；黄连、黄柏利湿泻热；槟榔、木香导滞调气，使湿热清而下利脓血自止，气机畅而腹痛后重亦除。

【验案】宋某，女，28岁，工人，8月10日，肠澼将旬，腹痛滞下赤白，少量浓血，呕恶脘闷，纳后不舒，四肢乏力，脉濡，舌黄腻。湿热交阻，非清通无以却病除邪。方用玉枢丹11g吞服，生大黄、白头翁、椿白皮、炒白术各7g，黄柏、枳壳各6g，花槟榔11g，川厚朴4g，广木香24g，生薏苡仁18g，川黄连4g，研末吞服。并嘱饮鸡汤汁适量。服后痛止泻爽，中药加山药、扁豆之类调治，大黄亦不必后下，继进3剂而愈。

【按语】清热止痢汤由泻心汤、白头翁汤两方衍化而成。热重加金银花、秦皮；呕吐予玉枢丹吞服；食滞加莱菔子、麦芽。正虚液乏，故用陈年母鸡一只煮汤加盐少许，适时取汁饮之，以扶正祛邪，临床疗效甚好。

☯ 清热利湿饮（王柱林方）

【组成】黄芩13g，葛根13g，焦槟榔13g，白芍13g，藿香13g，黄连6g，木香6g，生甘草6g，车前草16g，炮姜1.5g。

【用法】水煎至100ml，装瓶密封冷藏备用，每次服50ml，每日4次。

【功效】利湿清热。适用于急性菌痢。症见里急后重，腹痛，腹泻，左下腹压痛。

【方解】本方与大黄牡丹汤同具清热活血消痈之功，均用于肠痈。但大黄牡丹汤长于泻下破瘀，用于肠痈初起，少腹肿痞伴便秘或大便涩滞不畅者，而本方长于解毒、滋阴，用于肠痈屡发，毒甚且伴口干、舌红少津等阴伤表现者。

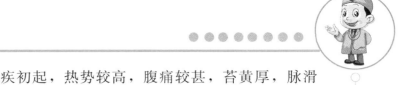

【加减】如遇痢疾初起，热势较高，腹痛较甚，苔黄厚，脉滑数者，加大黄以通腑泻热；如遇赤痢为主，经治症情好转，而镜检红细胞消失较慢，加生地黄炭、金银花炭。

【验案】何某，女，34 岁。症以腹泻，日间 2～5 次，便后夹有大量白色黏液脓便，肠鸣，左下腹部疼痛，痛则欲便，便则痛减，患者消瘦，纳差，四肢乏力，倦怠嗜睡。舌质淡红、脉细弦，苔薄自腻。本方加减连服 25 剂，白黏液、脓便消失，腹痛、腹泻、肠鸣消除，体重增加，精神好转。随访 4 年未见复发。

☯ 解郁止泻汤（吴少怀方）

【组成】枳实 13g，柴胡 13g，白芍 13g，甘草 13g，陈皮 16g，防风 11g，人参 13g，白术 13g，茯苓 13g。

【用法】水浸泡方药约 30 分钟，然后用大火煎药至沸腾，再以小火煎煮 30 分钟；每日 1 剂，分 3 次温服。6 剂为 1 个疗程，需用药 3～4 个疗程。

【功效】健脾止泻，疏肝解郁。适用于急性肠炎。

【方解】解郁止泻汤中柴胡既能解郁疏肝，又能升达阳气。白芍柔肝敛阴，泻肝缓急和血通痹，固藏肝血。陈皮、枳实破滞行气，解郁降逆，降泻浊气。人参性甘温益气，补脾益胃，生化气血。白术健脾益气，助人参补益中气，生化气血。防风疏肝理脾，胜湿止泻。茯苓渗湿，助人参、白术健脾益气。甘草益气缓急补中。

【加减】若脾胃气虚明显者，加山药、白术、大枣、白扁豆，以益气健脾；若腹泻甚者，加五味子、金樱子、罂粟壳，以收敛益气；若腹痛者，加川楝子、益母草、延胡索，以行气理血止痛；

若湿甚者，加薏苡仁、苍术，以醒脾燥湿利湿；若气郁甚者，加青皮、厚朴，以行气解郁。

【验案】宋某，男，41岁，环卫工人。主诉反复发作性稀糊状便，有少量脓血，每日5或6次，夹有黏液，伴腹痛、低热。用水杨酸偶氮磺胺吡啶、泼尼松、庆大霉素等西药治疗，疗效不佳。入院后，经用上方治疗1个疗程，临床症状和体征消失，大便镜检正常，随访1.5年无复发。

☯ 解毒舒肝汤（徐晓方）

【组成】枳实13g，柴胡13g，甘草13g，桂枝11g，茯苓11g，牡丹皮11g，白芍11g，桃仁11g。

【用法】水浸泡方药约30分钟，然后用大火煎药至沸腾，再以小火煎煮30分钟；每日1剂，分3次温服。6剂为1个疗程，需用药4～7个疗程。

【功效】活血化瘀，疏肝解郁。适用于急性肠炎。

【方解】解毒舒肝汤方中柴胡既能疏肝解郁，又能升达阳气。白芍敛阴柔肝，缓急泻肝，和血通痹，固藏肝血。枳实破滞行气，降逆解郁，降泻浊气。桂枝温通经脉，化瘀行滞，消散癥块。茯苓利水消痰，利湿降泻，消利水结。桃仁化瘀破血，消癥攻坚，调畅血脉。牡丹皮散血行瘀，清退伏热。甘草益气缓急补中。

【加减】若瘀血重者，加水蛭、路路通、虻虫，以破血通络消癥；若大便干结者，加大黄、芦荟、芒硝，以攻硬软坚；若经气不利者，加通草、当归，以活血通络。

【验案】庄某，女，21岁，学生，1982年7月22日来医院就诊。患者腹痛、大便带有脓血。近来每日5余次，呈脓血便，伴

胃肠病 传承老药方

腹痛拒按、里急后重，呼吸短促，气不接续，口不渴，面色晦暗，形体羸弱，语声低微，喜热饮，恶寒怕冷，得暖少泻，食欲尚可，脉滑而数。大便检查见：脓细胞（＋＋＋＋），红细胞（＋＋＋＋）。辨证为湿热瘀滞，肠道壅结。治则化瘀活血，通腑散结。投上方服3剂后，大便已减为日泻5或6次，仍有脓血，腹痛下坠已减。原方加桔梗7g，赤芍11g。又服3剂，日泻减为3～5次，食欲增加，脉象弦滑，黄苔已去。此热邪瘀滞渐解，寒湿显露。仍用上方，加干姜6g。服3剂后，大便日泻减为2或3次，仅有少量黏液，腹痛已除，食欲大增，面带红润，舌苔薄微黄，脉沉略数。嘱仍用上方服用，巩固疗效。共服药111剂，大便化验正常，随访2年余未见复发。

☯ 温补固涩汤（夏桂成方）

【组成】炙甘草11g，桂枝11g，白术7g，人参7g，干姜7g，肉豆蔻6g，补骨脂11g，五味子6g，吴茱萸6g，生姜11g，大枣15枚。

【用法】水浸泡方药约30分钟，然后用大火煎药至沸腾，再以小火煎煮30分钟；每日1剂，分3次温服，6剂为1个疗程，需用药5～6个疗程。

【功效】温肾补脾，固涩止泻。适用于急性肠炎。

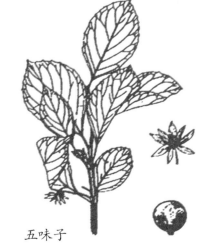
五味子

【方解】温补固涩汤方中桂枝益气温阳。人参补脾益胃。干姜温阳，醒脾和胃。白术益气健脾，生化气血。补骨脂补益肾阳，温养脾气，为治肾泄要药。肉豆蔻温脾暖胃，止泻涩肠。吴茱萸散寒温里，暖肝脾肾。五味子益气固肾，涩精止泻。生姜温阳散寒，温暖脾胃。大枣、甘草益气化阳和阳。

【加减】若寒甚者，加附子、吴茱萸、肉桂，以温阳散寒；若气虚者，加山药、黄芪、党参，以健脾益气；若腹泻甚者，加赤石脂、禹余粮，以涩肠固脱。

止泻益气汤（张玉珍方）

【组成】黄连 13g，乌梅 16g，细辛 4g，干姜 6g，当归 11g，黄柏 11g，桂枝 4g，人参 13g，附子 4g，川花椒 4g，栀子 14g，淡豆豉 13g。

【用法】水浸泡方药约半小时，然后用大火煎药至沸腾，再以小火煎煮 30 分钟；每日 1 剂，分 3 次温服。7 剂为 1 个疗程，需用药6～7个疗程。

【功效】散寒温阳，清泻夹热。适用于急性肠炎。

【方解】止泻益气汤方中乌梅收敛止泻固涩。附子、桂枝、干姜、花椒、细辛温阳散寒。黄连、黄柏、栀子清泻内热。人参补脾益气。当归补血活血。淡豆豉透邪于外。方药热以散寒，寒以清热，兼以补益，以奏其效。

【加减】若寒甚者，加附子、高良姜、肉桂，以温阳散寒；若气虚者，加山药、黄芪、党参，以健脾益气；若腹泻甚者，加赤石脂、禹余粮，以涩肠固脱。

【验案】高某，男，57 岁，工人。有 10 余年肠易激综合征病史，遇冷遇寒腹痛、腹泻反复发作，近因症状加重而前来诊治。

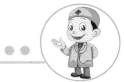

刻诊：腹痛即泻，泻后痛减，与情绪异常变化有关，口干口苦，手足心热，舌红少苔，脉细弦。辨为肝郁阴虚证，治当解郁疏肝，滋补阴津，用四逆散与一贯煎合方加味，柴胡 13g，枳实 13g，白芍 13g，炙甘草 13g，北沙参 13g，麦冬 10g，当归 13g，生地黄 24g，枸杞子 16g，川楝子 6g，罂粟壳 6g，诃子 11g。6 剂，水煎服，每天 1 剂，每日 3 服。二诊：腹痛好转，以前方 6 剂。三诊：手足心热减轻，以前方 6 剂。四诊：痛泻基本解除，以前方变汤剂为散剂，每次 13g，每日分 3 次，巩固治疗 3 个月。随访 2 年，一切尚好。

【按语】中医根据痛泻与情绪异常变化有关辨证为肝郁，再根据患者手足心热、舌红少苔辨为阴虚生热，以此辨为肝郁阴虚证。方以四逆散疏肝解郁，调理气机，以一贯煎滋补阴津，清退虚热，加罂粟壳、诃子，收敛固涩止泻。方药相互为用，以奏其效。

☯ 温补脾胃汤（崔小丽方）

【组成】白术、苍术各 16g，肉桂、干姜各 6g，党参、茯苓各 20g，陈皮、砂仁（后下）各 13g，熟附子、木香各 10g，炙荷蒂 3 枚，炙甘草 4g。

【用法】水煎服，每日 1 剂，每日 2 次，早、晚各 1 次分服。

【功效】消积化滞，温补脾胃。适用于急性肠炎。

【方解】方中党参、茯苓、白术、甘草、陈皮可治脾胃虚弱，纳呆呕逆；苍术消肿止痛，排脓；附子、木香收敛止血，制酸止痛；肉桂、干姜活血，行气止痛；荷蒂、砂仁顺降胃气。诸药共呈益气活血，理气止痛之效。

【验案】邢某，女，35 岁，1984 年 7 月 29 日来医院就诊。自

1982 年患痢疾，日行 6 余次，经治好转，没过多久而复作。此后无期不发，半月至两旬发作，便稀而少，有浓液，每日5～7次，每次挟有较多冻腻；间歇期大便仍不成形，每日1 或 2次，如斯二载。症见滞下溏溏有声，冻腻白多于赤，临厕腹中冷痛，里急后重，纳不馨，不欲饮，小溲清，神倦懒言。舌淡、苔白腻，脉濡滑。中医辨证属休息痢，虚寒挟积滞。治以温补，辅以消滞。拟四逆汤合香砂六君子汤加减。服 2 剂，下痢腹痛未减，痛剧于临厕前，便后则减，稍有或无冻腻。若非积滞伏留阳明，焉得有此。刻下：纳食尚可，胃气未疲，拟仿《千金方》温脾汤意，于前方去肉桂，加大黄 16g（后下），熟附子改 11g。2 剂。该患者二诊后未复诊，3 个月后相遇，诉服上方后，泻出秽物较多，旋即痊愈。迄今未复发。

【按语】此病例属太阴虚寒，阳明腑积，为虚实相兼的休息痢。来医院就诊患者神疲懒言、临厕腹中冷痛、溲清等，可辨为虚寒挟积，采用温补消滞之法治疗，但药后乏效。二诊时，下痢腹痛未减，其痛剧于临厕之前而安于既便之后，此为辨证关键，是内有积滞留于阳明。故将前方去肉桂，重用大黄以涤肠，2 剂而收全功。

☯ 清热解毒粥（刘丹方）

【组成】田三七粉 4g（冲服），鸦胆子仁 10 粒（桂圆肉包吞），怀山药23g，白芍16g，甘草6g，党参20g，沙参13g，茜草6g，地榆13g。

【用法】水煎服，每日 1 剂，每日 2 次，早、晚各 1 次分服。

【功效】解毒清热，扶脾养胃，凉血止血。适用于急性肠炎。

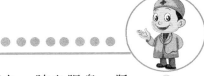

【方解】全方健脾益气，扶正祛邪。主治痢久、脓血腥臭、肠中欲腐、兼下焦虚惫、气虚滑脱者。本方是传统的中药方剂，来源于《医学衷中参西录》上册。

【验案】王某，女，14 岁，学生，1977 年 4 月 11 日来医院就诊。1 年前患大便下血，有浓液曾用多种中西药物，未能根治。现大便日 5 或 6 次，便中带血及黏液。大便检查：阿米巴（＋＋）。脘痛，不欲食，夜寐断齿，舌苔微黄、舌起粟粒，脉缓。证属热邪侵犯大肠，伤及血络，脾胃虚弱之休息痢证。中医治则解毒清热，止血凉血，养胃扶脾。用三宝粥加味。上方服 5 剂，大便溏，2 天 1 次，未见血及黏液，知饥思食，口渴，脉细缓。上方加乌梅 6g，鹤虱 13g。服 3 剂后，大便溏，每天 1 次，大便检查未发现阿米巴。再以三宝粥合四君子汤 6 剂调理善后，大便成形，检查正常，遂愈。观察 1 年，未见复发。

【按语】本例属热犯大肠、伤及肠络、脾胃虚弱之证，治疗扶正祛邪兼顾，用三宝粥加味以清热解毒、凉血止血、扶养脾胃。方中鸦胆子仁、鹤虱有杀虫解毒之功，对阿米巴原虫有很强的杀灭作用，配伍运用，疗效显著。

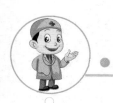

第十二章
溃疡性结肠炎

       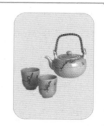

☯ 凉血止痢方（谢昌仁方）

【组成】鲜白头翁 20g，鲜桃仁 10g，鲜马齿苋 38g，独头大蒜 3 个，鸡蛋清 2 个。

【用法】将前四味药用水洗净捣烂如泥，用白布包住拧汁，与鸡蛋清混合一起搅匀，1 次服完。

【功效】祛瘀止痢，清热凉血。适用于湿热痢，症见里急后重、下利脓血、肛门灼热、舌红苔黄腻。常用于现代医学的溃疡性结肠炎、细菌性痢疾。

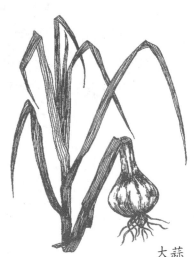

大蒜

【方解】凉血止痢方中鲜桃仁，味苦甘平，祛瘀活血，通便润肠；能治多种血瘀症，肺痈，肠痈，瘀滞腹痛等。鲜白头翁，味苦寒，清热解毒，凉血止痢；为治热毒血痢之要药。马齿苋，味酸寒，清热解毒，凉血止痢；既治湿热下痢，热毒疮疡，痈肿疮毒，又治大肠风热之便血痔血，热淋血淋。独头大蒜，味辛温，杀菌止痢，健胃，对大肠埃希菌、金黄色葡萄球菌及真菌感染、立克次体、阿米巴、滴虫均有强烈杀灭作用，同时还能抗血小板聚集，防止血栓形成。鸡蛋清，味甘平，滋阴养血，解毒，与大量攻邪药合用可防伤正。诸药合用，能清热解毒，止痢凉血。

【验案】钱某，女，49岁，工人，1991年5月来医院就诊。反复脓血便12年，丧失工作能力5年。自1973年始解脓血样大便，在外院以细菌性痢疾给抗生素治疗后好转，但10天后再次发作，大便日解8次左右，用抗生素多次治疗无效，钡餐灌肠诊断为溃疡性结肠炎，经中西药治疗症状反复，渐出现体重减轻及贫血，不能参加体力劳动。入院检查乙状结肠镜示：肠黏膜充血、水肿，大小不等的溃疡遍及黏膜，黏膜脆性增加。入院后给本法治疗1个疗程，症状消失；第2个疗程结束时查乙状结肠镜见黏膜瘢痕形成，息肉样黏膜消失；第3个疗程结束即能正常劳动和生活。

【按语】本方需要注意的是：①鲜桃仁有毒，不可过量，过量可出现头痛、目眩、心悸，甚至呼吸衰竭而死亡。孕妇忌服，使溏者不宜使用。②白头翁、马齿苋，虚寒泄痢忌服。③独头大蒜，有强烈刺激性气味。

☯ 白头翁方（石昆方）

【组成】内服方：炒赤芍13g，炒白术13g，炮姜6g，苦参11g，白头翁11g，炒山楂11g，炒防风7g，薤白13g，制大黄3～

6g，生甘草 6g。

灌肠方：五倍子 16g，枯矾 6g，地榆 16g，苦参子 6g，水煎成 100ml，加锡类散 0.3g×2 支，浓煎保留灌肠，每晚 1 次。

【用法】每日 1 剂，水煎服，早、晚各 1 次。

【功效】健脾温中治本，清肠除湿治标，和血行气化滞，标本兼顾，内服灌肠并用。适用于溃疡性结肠炎。

【方解】方中以白头翁为君，清热解毒，凉血止痢。臣以苦参之苦寒，清热解毒，燥湿厚肠；大黄泻下焦湿热，共奏燥湿止痢之效。薤白苦寒性涩，收敛作用强，因本证有赤多白少，故用于止血。众药并用，为热毒血痢之良方。

【加减】湿热盛加黄连 5g，黄芩 10g；血便多加三七粉（冲）5g，生地榆 16g；寒凝腹痛加炒白芍 12g，制附片 13g；便黏连白冻加石榴花 15～28g；里急后重加枳壳 13g，炒槟榔 13g；滑脱不禁加乌梅炭 13g，罂粟壳 16g；五更泄加吴茱萸 5～13g，肉桂（后下）4～6g。

【验案】崔某，女，60 岁，工人，于 2004 年 10 月来医院就诊。腹痛腹泻伴黏液便 3 年余，大便日 3 或 4 次，多者达 10～12 次，时挟黏液血便，有少许脓液，肠鸣腹痛。曾经肠镜检查确诊为结肠炎，服用过柳氮磺吡啶，以及消炎、止泻、激素等药治疗，病情控制不佳。现腹痛、黏液便，大便日 4 或 5 次，乏力，舌质淡红，苔黄腻，纳谷不香，脉细弦。证属脾虚湿热，虚实夹杂。药用：炒白术 13g，炒赤芍 11g，炮姜 6g，苦参 11g，白头翁 11g，炒山楂 11g，薤白 13g，制大黄 4g，生甘草 6g，黄连 4g，生地榆 16g，马齿苋 28g，炒枳壳 13g。水煎服，并用灌肠方浓煎保留灌肠，每晚 1 次。半个月后复诊，大便次数减少，精神转佳，唯胃纳差，舌质淡红，苔薄黄，脉细弦。证治同前，并加强收涩消导作用，上方加鸡内金13g，香谷芽28g，水煎服。1个月后，患者大便1或2次，成形，肠鸣腹痛减轻，黏液消失，精神振作，纳可，舌质淡红，苔薄，脉细。原方去制大黄、白头翁、生地榆、马齿苋，停止灌肠。经治疗3个月后，患者临床症状消失，肠镜检查发现肠道无炎症改变，随访半年无复发。

【按语】中医认为脾为后天之本，"四季脾旺不受邪。"患者脾气充盛，则运化司职，气血旺盛，化源充足，外则邪不可干，内则病不能生。所以健脾为治本之法。但对于本虚的治疗，中医遵循的是"脾不在补而在运"。脾健运则湿化，湿去则致病的根本因素去除，脾的主要功能是传输运化，因此方中不用黄芪、党参补脾，而只用白术、炮姜温中健脾，祛除内在的发病因素。"腑以通为用"，食物受纳入胃，小肠分清泌浊，大肠传导，全赖于六腑的"传化物而不藏"，若饮食不化，壅滞肠胃，则积湿化热，如舌苔厚腻，少腹隐痛，中脘胀满，甚者还有口臭，便下赤白黏冻，如不通腑泄浊必将迁延难治。故常配山楂、制大黄助运消积化瘀，尤其小剂量的制大黄，是治疗久痢的妙药。李时珍《本草纲目》记载："下痢赤白，里急腹痛。"在中医辨证施治过程中，选用中小剂量制大黄灵活变通，通因通用，小剂量2～6g，在于健胃消导化浊，使腑气通，浊气消，口臭之类症状顿除，清阳得以升发。若腑实证比较明显，则用中剂量5～13g泄浊，疗效也很满意。现代医学研究，大黄内含大黄素和鞣酸，制后可破坏大黄素，能够改善局部组织血液循环，利于溃疡组织炎症的吸收，并有明显的止血作用。

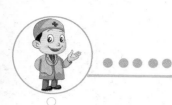

☯ 贴脐疗方（刘克龙方）

【组成】肉豆蔻 28g，炒白术 45g，乌梅 28g，生乳香 20g，木香 16g，冰片 13g。

【用法】将药共研细末，过 100 目筛。用时取药 4g，鲜姜汁调成糊状备用。脐部神阙穴常规消毒，将配好的药膏填敷于神阙穴，用纱布覆盖，胶布固定，再用艾条悬灸 30 分钟，每日 1 次，3 天换药 1 次。10 次为 1 个疗程，可连用 1～2 个疗程。

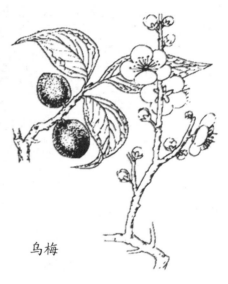

乌梅

【功效】适用于溃疡性结肠炎。

【方解】方中肉豆蔻味辛，性温，归脾经、胃经、大肠经，具有涩肠止泻，温中行气的功能；白术具有健脾益气，燥湿利水的功效；乌梅具有敛肺，涩肠，生津的功效；乳香、木香具有活血行气止痛，消肿生肌，调中导滞的功效；冰片味辛、苦，微寒，归心、肝、肺经，清香宣散，具有开窍醒神，清热散毒的功效。全方配伍药力大增，疗效显著。

【加减】湿热内蕴者，加黄连 25g；脾肾亏虚者，加补骨脂 25g；阴血亏虚者，加乌梅 20g，白芍 25g；久泻不止者，加罂粟壳 28g；便白者，加炒地榆 28g。

【验案】陈某，女，46 岁，营业员，1992 年 10 月 8 日来医院就诊。患者腹泻大便带黏液1年余。1年来，腹泻反复发作，后痛缓，肠鸣，腹胀，乏力，大便日5或6次，质稀带黏液，伴左下腹胀痛，痛则欲便，便心烦易怒，纳食尚可。舌质淡红，有瘀点，脉细涩。经各项检查，中医诊为溃疡性结肠炎。用上法治疗15次后，症状消失。复查各项指标正常。

【按语】中医称脐为"神阙"。脐居正中，如门之阙，神通先天，神为心灵之生命力，阙为君主居城之门，为生命力居中的地方，故名神阙。神阙穴属于任脉，任脉为阴经之海，与督脉相表里，共同司管人体诸经百脉，所以脐和诸经百脉相通。脐又为冲脉循行之所经。且任脉、督脉、冲脉为"一源三岐"，故三脉经气相通。由于奇经八脉纵横贯穿于十二经脉之间，联系全身经脉，所以直接治脐能影响五脏六腑，四肢百骸，五官九窍，皮肉筋骨，从而达到祛除病邪，康复机体的作用。从本穴解剖位置来看，浅层有第10肋间神经的前皮支腹壁浅静脉动脉的吻合网，深层有腹壁上下动静脉支；深部为网膜和小肠。神阙为腹壁最后闭合处，表皮角质层最薄，屏障功能最弱，且脐下无脂肪组织。皮肤筋膜直接相连，故敏感性强，渗透力强，通透性好，贴敷药物直接通过皮肤入血，不经口服，不被消化液破坏，而直接吸收，使血内可保持主要有效成分，充分发挥药力。又可通过经络作用，调理脏腑，扶正祛邪。本法取药性、穴性及两者综合作用，达到治疗疾病的目的。其作用机制是调节了人体的免疫功能，提高了机体的免疫能力而获效的。

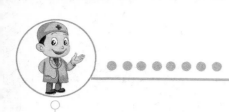

☯ 党参汤加味（朱南孙方）

【组成】白术 16g，党参 28g，茯苓 16g，莲子 28g，芡实 28g，乌梅 16g，赤石脂 16g，砂仁 16g，木香 13g，黄连 6g，甘草 13g。

【用法】水煎服，每日 1 剂，每日 2 次。

【功效】固脱止泻。适用于慢性结肠炎。

【方解】中医认为，慢性结肠炎的发病因素为脾虚挟湿，涉及肝肾，证候为虚实夹杂，以虚为主。针对脾虚挟湿的病机，笔者选用四君子汤加味为基本方治疗。方中白术、党参、茯苓、甘草益气健脾；砂仁、木香利湿行气；莲子、芡实味甘力缓，涩肠止泻，兼补脾肾；赤石脂甘酸性温，入胃与大肠，收涩固脱效佳。中医药理研究证实，内服能吸着消化道内有毒物质及发酵物，对胃肠黏膜有保护作用；李时珍《本草纲目》认为其"敛肺涩肠，治嗽，泻痢"。中医药理实验证明，乌梅对大肠埃希杆菌，铜绿假单胞菌等肠道致病菌有效，既往有单味乌梅治疗本病有效的报道，为治疗本病要药。黄连在本方中用之甚妙，配以木香即香连丸。湿毒可以寒化也可热化，若寒化，用上方，对证效佳；若热化，即香连丸证。临床观察，大多数患者以寒化为主，但多因饮食，情志影响加重而就医，局部多有郁热的趋势，因此加入小剂量黄连，清除局部郁热。如此寒温并用，可开散邪气又固涩，无助邪之虑。

【加减】若腹痛，加香附、当归、郁金；腹胀加木香、厚朴、陈皮；苔白厚、大便黏液多者，遵《伤寒论》159 条"当利小便"，加川木通、车前草；胃寒、喜温者加炮姜；四肢不温，五更泄者加附子、吴茱萸；肛门坠胀，小便黄又有热象者，加黄芩、

胃肠病 传承老药方

地榆、葛根。

【验案】何某，女，62 岁，退休教师，2005 年 4 月 2 日来医院就诊。患者反复腹泻 2 年，大便每日 5 或 6 次，呈水样或糊状，伴肠鸣，夹有泡沫，纳差，神疲。2004 年 7 月到医院纤维结肠镜检查示：乙状结肠充血，粗糙，提示慢性结肠炎。先后服多种中西药，效果不佳。此次因过食油腻，症状加重。刻诊：舌淡，苔白，边有齿痕，脉沉细。中医诊断为脾阳不足，湿浊下注。治以温中健脾，止泻除湿。方用基本方加陈皮、炮姜。1 周后复诊，病情明显改善，大便每日 1～3 次，守方再服 1 个月，症状消失。随访至今，未见复发。

☯ 蒲公英结肠方（陈文仲方）

【组成】生薏苡仁 28g，蒲公英炭 16g，败酱草 28g，白头翁 28g，川黄连 6g，肉桂心 6g，炮附子（先煎）7g，桃仁 7g，红花 11g，台乌药 7g，广木香 7g，土炒白术 11g，土炒白芍 11g，猪苓、茯苓各 16g，升麻炭 7g，葛根 7g，诃子肉 20g，川厚朴 7g，鸭胆子 7 粒去皮用龙眼肉 1 枚包裹吞服。

【用法】水煎服，每日 1 剂，每日 2 次，每次 100ml，空腹服。若上药配成粉剂，每次 18g，每日 6 次，开水冲服，疗效更捷。

【功效】适用于溃疡性结肠炎。

【方解】方用蒲公英清热解毒为主药；配以薏苡仁、败酱草、川黄连、茯苓、白术、白芍等祛风和血利湿。合而用之，共奏健脾燥湿，升阳和血之功。

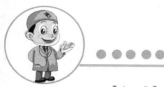

【加减】恶风身冷加荆芥炭 15g，防风炭 15g；恶心欲呕加生姜 5 片，紫苏叶、梗各 7g；口干口渴不欲饮加法半夏 15g，佩兰叶 11g；舌苔黄厚腻加藿香梗 13g，生扁豆 11g；腹痛肠鸣加台乌药 12g，伏龙肝 11g；腹中硬满加盐橘核 11g，川厚朴 11g；腹痛即泻加青防风 11g，茅苍术 16g；口淡纳呆加莲子肉 16g，缩砂仁（后入）6g；稀便赤痢加白茅根 25g，马齿苋 25g，侧柏片 11g；稀便白痢加炒扁豆 16g，肉豆蔻 13g，补骨脂 16g；里急后重加秦皮 11g，生槟榔 6g，炙大黄 6g；气短乏力加生黄芪 28g，怀山药 16g，台党参 16g；腰部酸痛、腹泻缠绵加五味子 16g，吴茱萸 7g，玉蝴蝶 7g，金樱子 16g，芡实 16g；稀便色暗加泽兰叶 11g，益母草 28g；腹泻日久，动则即泻加赤石脂 28g，禹余粮 28g，另配黑锡丹与服。

【验案】钱某，女，41 岁。患者反复发生腹痛、腹泻 3 年，近来症状加重，便次增至每日 10 余次。社区医院先后用多种抗生素、黄连素、中药等治疗，症状未能控制。现面色萎黄，苔微腻、质淡边有齿痕，脉濡细。血红蛋白 38g/L，白细胞计数 4.3×10^9/L；粪检红细胞（＋＋＋＋），白细胞（＋＋＋）。乙状结肠镜检查：插入 30cm，所见肠段黏膜呈广泛水肿充血、糜烂出血，表面附脓苔。大便培养无致病菌生长。诊断：溃疡性结肠炎。投上方，每日 1 剂，煎汤保留灌肠，早、晚各 1 次，每次 100～200ml。药用 10 天后，症状大减，血便消失，大便每日 1 或 2 次；连续治疗 1 个月，症状消失，粪检正常，肠镜检查黏膜恢复正常。血红蛋白上升至 90g/L。嘱清淡饮食，加强营养，以补脾益肠丸调理、善后。随访 1 年余未复发。

【按语】中医根据临床观察认为，此病并非仅以驱肠中之风、

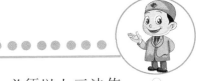

清肠中之热、利肠中之湿以固涩坚肠所能奏效。必须以上三法佐以温肠散寒、补脾益肾之法方能收功。

☯ 温肾健脾方（孙艳敏方）

【组成】焦白术 11g，炙黄芪 18g，党参 28g，茯苓 13g，陈皮 13g，清半夏 13g，煨肉豆蔻 16g，姜吴茱萸 6g，五味子 13g，补骨脂 13g，炮附子 6g，炒白芍 16g，炙甘草 6g。

【用法】每日 1 剂，水煎服，早、晚各 1 次。

【功效】温肾健脾，止泻固脱。适用于慢性肠炎、过敏性结肠炎、慢性溃疡性结肠炎脾肾阳虚者。症

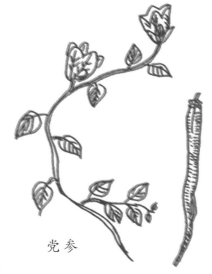

党参

见完谷不化、久泻不止，或泻下黏液及脓血便，腰酸肢冷，食纳不香，神疲乏力等。

【方解】中医认为本病不过初伤脾胃、久损脾胃而已。初伤者不外治当淡渗、疏利、清化、甘缓、酸收等法；久损者则重在温补固涩，辅以升阳宣脾为要。前人治疗此证均推"四神丸"取其益火生土之意。泄泻久所以出现脾肾阳虚者，实为脾伤及肾而成，且中州失健为先，而命门火衰为后。治疗上单以火旺自能生土之法，方用四神为主，虽能取效，但疗程时间太长，疗效十分缓慢，不若两相共进，补脾土以复健运方取六君，温肾阳以助命火药用四神，二方互用可以取效，合用可以建功。俾得脾气上升而运化

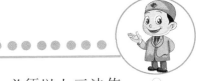

复其职，肾中之阳充足上荣于脾，自能腐熟水谷以化精微，则久泻之证自愈矣。方中又加黄芪以益气补中，附子以增强温肾暖脾之力。尤以白芍一味其味酸而主敛，生则养阴，炒则补脾，一则取其酸以收敛，能和太阴营气而安脾，且可与甘草配合而收缓急止腹痛之效。故崔氏在治疗久泻一证时。一则可以引附子入阴而散寒，有"引经报使"之力；多用酒炒白芍，制其寒性，以免戕伐生发之气，在临床上每收佳效。总之，本方是由"六君子汤"与"四神丸"组合衍化而成的，全方以温肾运脾之力而达到固脱止泻的目的。临床凡久泻不止，滑脱不禁，或泄泻反复发作不愈者，皆可用之。

【加减】滑肥不禁者可加升麻 8g，煨诃子 15g；腹痛甚者加炒小茴香 13g，桂枝 6g，去五味子、吴茱萸；泻下脓血者加当归 11g，椿根皮 25g。

【验案】米某，男，45 岁，工人。腹痛、腹泻反复发作 5 年，时或腹胀，偶有脓血便或肠鸣，或里急后重，大便日行 4 或 5 次，为黏液，经用中西药物治疗效果较差。刻诊：左下腹胀痛和压痛，有包块，肠鸣、腹泻日行 4 或 5 次，痛则欲便，脘闷纳呆，乏力神疲，便后痛缓，大便黏液，面黄消瘦。结肠纤维镜检，见降结肠黏膜充血水肿，有溃疡病灶 2 处。患者舌质淡红、苔薄白、根部微腻，脉细弦。1 个疗程后复诊，腹痛、腹泻减轻。内服药遵原方加减。连服 2 个疗程，纳增，精神舒畅，结肠纤维镜复查溃疡愈合，随访 1 年未复发。

☯ 慢性结肠炎方（刘再朋方）

【组成】口服基本方：白术 10～16g，党参 18～24g，肉豆蔻 13g，葛根 13g，黄芪 16g，补骨脂 16g，木香 6g，白头翁24～28g等。

灌肠液基本方：地榆 13g，炮姜 13g，败酱草 15～28g，黄柏 13g，石榴皮 13g 等。

【用法】每 14 天为 1 个疗程。口服方每日 1 剂，水煎服，早、晚各服 1 次。灌肠液煎成 80ml，每晚保留灌肠 1 次。用药期间忌服生冷油腻。

【功效】温肾补脾兼以清热燥湿。适用于慢性非特异性溃疡性结肠炎。

【方解】中医谓："本病总的规律是始为热中，末传寒中，最后导致脾虚肾寒。"口服方中用党参、白术经脾培中气，强脾运气，以燥中宫之湿，从根本上绝泄泻之源，辅以肉豆蔻、补骨脂温脾补肾以祛脏寒，脾暖、肾温而使气蒸湿化。《黄帝内经》云："清气在下，则生飧泄。"师谓："成泄无不由脾虚不能运化水湿或肾虚不能蒸化水湿两者，暖中宫而固肠，补相火而强土，火旺土强，则能制水而不妄行。"一味葛根升中止痢。患者阴湿之邪阻碍气机，用纯阳气味之木香，温燥除湿而行气暖肠胃。热在湿中如油入面，难分难解，病程之中兼夹不净，时起为患，用白头翁直入肠间驱逐残羁之湿热以净病邪。方中用黄芪更有妙意，一是补中气，再者取其托疮而愈肠中之病灶。总之，全方以温补为中心，兼用辛燥清解之品，恰与慢性结肠炎之脾肾虚寒为其本、湿热不净为其标的病机丝丝入扣。配以灌肠方的目的主要是从标入手，

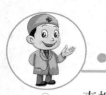

直捣病所，温清并用，愈合创面。方中温性之炮姜、石榴皮，旨在从虚入手，炮姜善守中肠，温土摄血；石榴皮味酸温，涩中肠而止痢。湿浊趋下，痢责下焦，故选性沉降之黄柏、地榆，性苦寒可清解盘结于肠间之湿热；地榆又能止血。石榴皮性温而涩，固肠止痢；黄柏性苦寒而清湿热止痢；一寒一温，一涩一清，相反相成。炮姜辛温，温土摄血；地榆性微寒，凉涩止血；一温一寒，一摄一涩，相得益彰。接着用败酱草助黄柏清肠中瘀滞。不论是口服方还是灌肠方，温补脾肾贯穿始终，寒温并用，温涩清解，相反相成，切其病机，是以临证中取得了较好疗效。

【加减】大便稀溏、黏液多者加苍术、砂仁、薏苡仁、汉防己；出血多者，加地榆炭、白茅根、白及粉（冲服）；里急后重、肛门灼热者，加秦皮、黄连、黄芩、厚朴；面白肢冷、阳虚甚者，加炮附子、吴茱萸。

【验案】邢某，女，42岁，工人，1989年5月18日就诊。腹泻8年，或轻或重，时好时发，大便长期溏薄，夹有白黏液，且有坠胀感，纳减肢倦，严重时有脓血，日行2～5次，或数日1次，脐腹隐痛，遇冷或饮食不慎即明显加重。生化检验黏液便，白细胞（＋＋），红细胞（＋）。乙状结肠镜检见肠黏膜充血水肿、溃疡灶，提示为溃疡性结肠炎。近年来叠进中西药，效果不显。遂拟化瘀活血、湿热清利、健脾助运法。每日1剂，水煎服，分2次服。投药10剂后，大便成形、无黏液，日行1或2次，余症亦减。守方继服月余，诸症悉除。随访1年，未复发。

☯ 清热解毒液（刘正隆方）

【组成】槐花 11g，苦参 11g，炒白芍 16g，败酱草 18g，鱼腥草 16g，防风 13g，荆芥 13g，明雄黄 11g，煨诃子 11g，煨儿茶 16g，枯矾 6g，椿根皮 28g，炙甘草 13g。

【用法】水煎浓缩后，每晚临睡时用其保留灌肠，每次用量为 300ml，可按情况而定。

【功效】涩肠止泻，清热解毒。适用于肠道疾病（细菌性痢疾、阿米巴痢疾、慢性结肠炎、慢性溃疡性结肠炎、急慢性肠炎等）。

【方解】中医认为大凡肠道疾病，无论是泄泻或痢疾，病因皆在于脾胃和肠，皆由脾失健运，肠胃受损而致。此时，脾、胃、肠的消化吸收能力大大的减弱，进而对药物的吸收也随之减弱。因此，单纯地应用内服药物治疗的话，虽然能收到一定的效果，但不够彻底，总不如配合药物灌肠，直捣病巢，其疗效迅速，尤其是对久痢、久泻不愈者，作用更为突出。本方药物组成治疗面较广，所治病种较多。如方中之苦参、椿根皮、败酱草、鱼腥草、槐花等药物，既有清热消炎之功，又有祛湿、杀虫、解毒、止血之效，从现代药理学角度上看，这些药物都具有消炎抗菌的作用，故在临床上可用于细菌性痢疾、阿米巴痢疾及急慢性肠炎等疾病的治疗；防风、荆芥祛风解表，能解除肠道平滑肌的痉挛，并与白芍、甘草配合，可有缓急止腹痛的作用；雄黄、诃子、儿茶、枯矾四药具有收敛固涩之能，外用灌肠，可达到涩肠止泻、收敛生肌的目的。

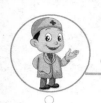

滋阴疏肝汤（郭维维方）

【组成】天冬13g，玄参13g，麦冬13g，生地黄16g，太子参16g，秦皮16g，白头翁11g，枸杞子16g，石斛13g，当归7g，白芍18g，川楝子7g，柴胡7g，甘草6g。

【用法】每日1剂，水煎服，每日2次，早、晚各服1次。

【功效】疏肝滋阴，行气燥湿。适用于溃疡性结肠炎。

【方解】方中生地黄滋阴养血，补益肝肾；玄参、太子参、麦冬、当归、枸杞子益阴养血而柔肝；川楝子、白芍、甘草条达肝气，使补而不滞，诸药合用，共奏滋阴养血之效。现代药理研究表明，麦冬含多种甾体皂苷、甾醇类、氨基酸等，

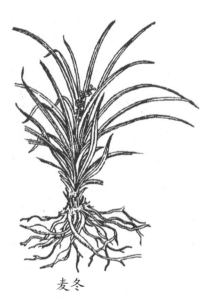

麦冬

能增强网状内皮系统吞噬能力，提高免疫功能，能增强垂体肾上腺皮质系统作用，提高机体适应性；枸杞子具有升高外周白细胞，增强网状内皮系统吞噬能力，有增强细胞与体液免疫作用，对造血功能有促进作用，能抗衰老，抗突变等；当归有镇静、镇痛、抗炎、抗缺氧作用，并能促进血红蛋红细胞生成；生地黄有一定的强心、利尿、升高血压、降低血糖作用。

【验案】柴某，女，54岁，2005年1月8日来医院就诊。患者腹泻1年余，大便每日5或6次，稀溏不成形，有大量黏液，

胃肠病
传承老药方

未见脓血，平素多有胸胁胀满，性情急躁，左下腹经常疼痛，每遇生气或情绪紧张则腹痛、泄泻发作。曾服解毒清热及固肠止泻中药数月，效果不佳。患者舌质淡、舌尖红赤，苔薄黄、少津，嗳气食少，左下腹有压痛，脉弦数。到医院结肠镜检查示乙状结肠、直肠黏膜充血、水肿。中医诊断：泄泻；辨证：肝郁化火伤阴。用上方。连续服用 1 个月后，主症缓解，大便基本正常，偶有少量黏液。继以本方化裁调养 2 个月痊愈，随访至今未再复发。

【按语】本病是一种多种因素导致的肠道炎性改变，在中医临床上多属于"泄泻""痢疾"的范畴。中医学认为肝气乘脾，脾失健运，郁而化热，湿浊内生，或感受外邪，损伤脾胃，酿生湿热，均可导致湿热蕴结大肠，气机不通，肠膜脂络受损而发为腹泻、腹痛、大便赤白脓血，日久伤阴，则虚实错杂，病程缠绵。用本方柔肝养阴，理气止痛，佐以秦皮、白头翁，清热燥湿止痢，而收良效。

🌀 清热解毒汤（郑焕文方）

【组成】杏仁 13g，桃仁 13g，生薏苡仁 16g，冬瓜子（打）28g，黄芩 16g，赤芍 16g，马齿苋 28g，败酱草 28g。

【用法】每日 1 剂，水煎服，每日 2 次，早、晚各 1 次。

【功效】化瘀活血，清热燥湿。适用于溃疡性结肠炎。

【方解】清热解毒汤中桃仁、杏仁开利肺与大肠之气血，生薏苡仁、冬瓜子利湿清肠，黄芩入肺与大肠而化湿清热，赤芍行血则脓血愈，马齿苋、败酱草清大肠之热而解毒。患者寒象明显，腹有痛感，可加肉桂 4g，取其厚肠止泻，此特别病久者宜之。

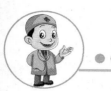

【验案】何某，患者，女，51 岁，1998 年 4 月 3 日来医院就诊。患者反复腹泻、便脓血 10 余年。到医院做纤维结肠镜确诊为溃疡性结肠炎。初期每年犯病 2 或 3 次，近几年发作频度增加，饮食不当或受凉、生气等常常诱发此病。间断中西药物治疗，效果不佳。本次因吃一小块苹果后，又出现腹泻、便中有黏冻样物，腹痛隐隐，大便不爽。患者舌淡、苔腻，脉弦。大便常规：白细胞计数 $15 \times 10^9/L$，红细胞计数 $3.6 \times 10^{12}/L$。证属湿渍肠道，治以清利肠道之湿。给予清利肠道汤 5 剂后，症状减轻；续服 14 剂后，症状消失，大便常规正常。

【按语】中医认为，湿邪或饮食失调，伤及脾胃，生湿生热，累重于热，湿渍肠道，出现反复腹泻、便垢不爽（便垢即大便中的白色黏冻状物）；湿热滞于肠道出现腹痛、里急后重；苔腻、脉弦也为湿重之象。

健脾益气汤（路志正方）

【组成】人参 6g，黄芪 16g，当归 16g，陈皮 6g，升麻 6g，柴胡 6g，白术 6g，五灵脂 13g，蒲黄 13g，炙甘草 13g。

【用法】水浸泡方药约 30 分钟，先用大火煎药至沸腾，再用小火煎煮 30 分钟，每日 1 剂，分 3 次温服，6 剂为 1 个疗程，需用药 4～5 个疗程。

【功效】益气健脾，活血化瘀。适用于溃疡性结肠炎。

【方解】健脾益气汤中人参、黄芪益气补中，升阳固表。白术益气健脾，生化气血。当归补血，以使气从血中而生。升麻、柴胡性辛散透达，升阳举气。陈皮和胃理气，调理气机。五灵脂、

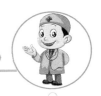

蒲黄活血化瘀止痛。甘草益气缓急和中。

【加减】若瘀甚者，加三棱、红花、莪术，以活血化瘀；若气虚甚者，加山药、白术，以健脾益气；若不思饮食者，加山楂、神曲，以消食和胃；若泻如水样者，加茯苓、肉豆蔻，渗利固涩止泻。

【验案】金某，女，65 岁，工人。主诉有慢性溃疡性结肠炎病史 10 年，多次服用中西药，曾数次静脉用药，均没有达到预期治疗效果，近因腹泻、腹痛加重而前来诊治。中医诊见：腹泻，腹痛，肠鸣如雷，口苦口干，食凉加剧，急躁易怒，口腔溃疡，畏冷畏寒，手足不温，少气乏力，形体消瘦，舌质淡，苔薄黄略腻，脉沉弱，辨为肝热脾寒证，治当清泻肝热，温脾暖胃，用乌梅丸与诃梨勒散合方加味，乌梅 16g，黄连 13g，细辛 4g，干姜 6g，当归 11g，黄柏 11g，桂枝 3 香，红参 13g，附子 4g，花椒 4g，诃梨勒 16g，姜半夏 11g。6 剂，水煎服，每天 1 剂，每日分 3 服。二诊：腹泻、腹痛减轻，口腔溃疡消除，以前方 6 剂。三诊：情绪明显好转，口苦口干解除，以前方 6 剂。四诊：大便恢复正常，以前方 6 剂。为了巩固疗效，以前方治疗 12 剂，诸症悉除。随访 1 年，一切尚好。

【按语】中医根据口苦口干、急躁易怒辨为肝热，再根据腹泻、遇寒加剧、手足不温辨为寒，因身体乏力、形体消瘦辨为气血虚，以此辨为肝热脾寒夹虚证。方以乌梅丸清肝祛热，散脾寒，补气益血，以诃梨勒散固涩止泻，加半夏醒脾燥湿。方药相互为用，以取其效。

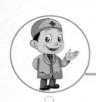

       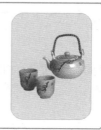

第十三章
慢性泄泻

温肾暖脾丸（乔华方）

【组成】补骨脂 118g，肉豆蔻 60g，五味子 60g，吴茱萸（浸，炒)28g。

【用法】丸剂，每日 2 次，每次 8g，饭前温开水送下。亦可作汤剂，水煎服，用量按原方比例酌定)。

【功效】暖脾温肾，固肠止泻。适用于脾肾阳虚之肾泄证。症见五更泄泻，食不消化，不思饮食，或久泻不愈，腹痛肢冷，神疲乏力，舌质淡，苔薄白，脉沉迟无力。

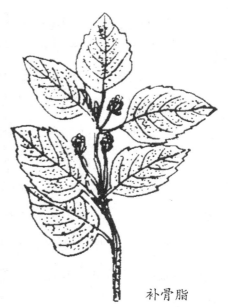

补骨脂

【方解】中医的肾泄，又称五更泄、鸡鸣泻、晨泄。多因命门火衰，不能温养脾土，脾失健运所致。正如《医方集解》所云："久泻皆由命门火衰，不能专责脾胃。"治疗应以温肾暖脾，固肠止泻为法。

温肾暖脾丸方中补骨脂补肾助阳，止泻温脾，为治肾虚泄泻，壮火益脾之要药，故重用为君药。肉豆蔻暖胃温脾，涩肠止泻，配合补骨脂则温肾暖脾，止泻固涩之功益彰，为臣药。五味子酸温，益气固肾，酸涩收敛；吴茱萸温脾暖胃以散阴寒，二药相伍，善治肾泄，共为佐药。生姜、大枣调补脾胃，以助运化，为使药。全方配伍，共奏温肾暖脾，固肠止泻之功。

【加减】本方为治肾虚五更泄的有效方剂，临床以五更泄泻，不思饮食，舌淡苔白，脉沉迟无力为证治要点。

若泻下如水者，可加罂粟壳、乌梅、诃子以收敛固涩；若久泻脱肛者，加黄芪、土党参、升麻以升阳益气固脱；若腰酸肢冷较甚者，可加附子、高良姜、肉桂以温阳补肾；若兼气滞腹胀，可加木香、小茴香之类以调理气机。

以本方研制的中成药制剂主要有四神丸、四神片等。

【验案】王某，女，39岁，农民，1989年9月17日来医院就诊。患者1989年收麦时，因暴饮冷水又遭雨淋致大便泄泻，伴腹痛、腹胀、呕吐，不思饮食。1年来虽经多种抗生素及中药治疗，但病情时轻时重，时而复发，每因进食油腻或不易消化之品而症状加重。患者曾在当地医院经纤维结肠镜检查，见黏膜充血、水肿、表面粗糙，中医诊断为肠炎。症见大便溏泻，日行3或4次，腹胀纳差，小腹坐痛。舌质淡、苔薄白、体胖大、边见齿痕、脉濡缓。辨证为脾胃虚弱，运化失职。治则温中健脾，理气和胃。方用温肾暖脾丸加减。服药12剂，大便次数日行1或2次，质溏，仍腹胀、纳差。上方去煨肉蔻，加陈皮13g，焦山楂11g，神曲11g。继服12剂后，大便成形，日行1次，腹胀消失，纳食正常，日进食约0.5kg，仍时感小腹下坠，身倦乏力。方中加黄芪28g，继服以巩固疗效。上方又服24剂，诸症消失，精神、饮食好，大便正常，回乡后能参加劳动，泄泻未再复发。

【按语】温肾暖脾丸与真人养脏汤两方同为止泻固涩之剂，但所治不甚相同。四神丸重用补骨脂为主药，以温肾为主，兼以涩肠暖脾，适用于命门火衰，火不暖土之肾泄。真人养脏汤则重用罂粟壳为主药，以固涩为主，兼以温肾暖土，适用于泻痢日久，脾肾虚寒，而以脾虚为主的大便失禁。

☯ 清热散寒汤（杨秀明方）

【组成】法半夏、黄连、干姜、桂枝、党参、炙甘草、大枣各6g。

【用法】每日1剂，水煎服，每日2次，早、晚各服1次。

【功效】和中止泻，调理寒热。适用于慢性泄泻。

【方解】清热散寒汤中黄连合半夏降逆清热，顺胃降湿；干姜同桂枝温脾胃而散寒，有助脾升之功；党参、甘草、大枣和胃益脾，助中焦斡旋之功；桂枝还可通上下阴阳之气。诸药合用，寒热去，阴阳通，升降复而诸症自消。

中医止泻药物在配伍上也有一定的规则，如山药、白术、白扁豆健脾之时常配薏苡仁、茯苓、滑石、猪苓、车前子等渗湿之品，黄芪、党参益气之类常伍以升麻、葛根等升阳之品，温肾有葫芦巴、补骨脂等温补肾阳及附子、肉桂等散寒温肾之异。对于久泻，伤及脾胃之阳，若有纳呆、神疲乏力等气阴两亏之见证，则每用山药、白术、石斛、谷芽等调理脾胃，处方用药既有原则又有灵活。

【验案】贾某，女，29岁，农民，1967年9月19日来医院就诊。泄泻2个月余，每日10余次水样便，乏力倦怠，心烦尿黄，某医院先后用土霉素、小檗碱（黄连素）、活性炭、次碳酸铋及中药治疗，腹泻有减，他证峰起，体重减轻 5kg 之多。刻下：大便水样，偶现糊状，每日 5 或 6 次，脘腹痞胀，呕恶纳呆，喜进热食，舌苔薄黄而润，脉沉细无力。大便培养出白色葡萄球菌、链球菌、甲型链球菌。诊为"菌群失调性肠炎"。中医辨证：寒热格拒，脾胃升降失司。遂用上方治之，用药 15 剂，未见复出。服上 6 剂，体重增加，诸症显减，大便每日 1 次，成形，舌苔薄白，脉沉细。效不更方，继进上方 3 剂。1967 年 9 月 29 日三诊：诸症消失，连续大便培养未见异常，10 天来体重增加 2.5kg，痊愈出院。

【按语】中医认为，泄泻之病虽为"水湿偏渗大肠"之原因，"土为生发之，脾气升则水液渗入膀胱，自不致偏渗而为五泻"。在治疗中除了应重视除湿之外，还应当重视健脾。张景岳所谓："泄泻之因无不由于脾胃"，治脾才是治本。且脾与胃、肝无论在生理、病理上都有十分着密切的关系，因此治脾又常和治其他脏腑相结合。如医案中尚有培中抑木、健脾和胃及升举脾阳等法的应用。中医有"因邪致病者，当治其邪"，"因虚引邪者，当治其虚"，以及"祛邪易而治虚难"之说。久泻者不但能致脾虚，而且往往损及肾阳，《伤寒论》中早有太阳传少阴之明训，提出了"初泻伤脾，久泻伤肾"的观点及"治脾不应，则应补肾"的治疗原则。因为"火能生土，土之不旺，即火之衰也"，所以对于久泻的治疗非常重视温运脾肾的功能。

本病例患者泄泻 2 个月余，西医诊为菌群失调性肠炎，中医据其脉证分析认为：心烦尿黄为上焦有热之征（心与小肠相表里），泄泻、乏力、喜进热食、脉细无力为中焦虚寒之象。遂辨为寒热格拒于上，阴阳不通，脾胃升降失司，处以清热散寒汤原方。

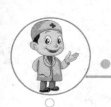

☯ 散结理气汤（宁贵杰方）

【组成】牡丹皮 11g，大黄 4g，冬瓜子 28g，桃仁 14g，金银花 16g，柴胡 11g，积壳 13g，木香 13g。

【用法】水煎服，每日 1 剂，每日 2 次，早、晚各服 1 次。6 剂为 1 个疗程。

【功效】破结泻热，"通因通用"，散结理气。适用于慢生腹泻。

【方解】散结理气汤为大黄牡丹皮汤去芒硝，四逆散去白芍、甘草，加金银花、桃仁

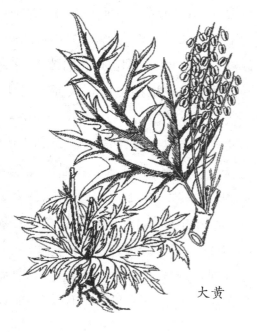

大黄

而成。大黄能攻逐肠中湿热瘀结之毒，通络活血；桃仁，牡丹皮散血凉血，破血化瘀；冬瓜子清肠中湿热毒邪；柴胡、积壳、木香理气疏肝，疏通肠中气机；金银花能清热解毒，止利消炎。

【验案】刘某，女，27 岁，公司员工。1993 年 6 月 30 日来医院就诊。患者常年大便溏泻，每日三四行，有浓血，少腹疼痛，一痛即泻，而有不尽之感，虽泻而其腹痛不减，大便带有白色黏液。喜进热食，怕寒怕冷。西医诊断为"慢性肠炎"。中医诊见：患者面色晦滞，胁肋胀满，口虽干而不欲饮，舌质暗红，苔白腻，脉弦小涩。辨此证为肠有滞热，热灼津液下注为利，又兼有肝气郁滞疏泄不利，气郁化火等证情，而非一般腹泻之可比。服上方

8 剂，遂痊愈。

【按语】中医认为，泄泻一病，病因复杂，对于寒热虚实宜仔细审求，切不可见泻即堵，贻害无穷。本病例泄泻，为实邪阻滞肠道所为，其辨证当抓住两点：一是腹痛泄泻，泻后其痛不减，大便不净。此邪阻肠络，气机郁滞之象，与《伤寒论》中所说的"腹满不减，减不足言，当下之"如出一辙；二是舌质淡红，脉弦小涩，表明肠有毒热，挟有瘀滞之物。正如中医《医宗必读》中所说："一日疏利，痰凝气滞、食积水停，皆令人泄，随症祛逐，勿使稽留。经曰：'实者泻之'。又云：'通因通用'是也。"

益气补中方（陈双全方）

【组成】炙甘草 6g，党参、茯苓各 16g，陈皮 6g，炒白术、木香、山楂炭、神曲各 13g。

【用法】水煎服，每天 1 剂，用水 350ml 煎至 150ml，分 2 次空腹服药。治疗 1 个月为 1 个疗程，观察疗效，若病情有改善，继续进入第 2 个疗程，总疗程为 3 个月。

【功效】健脾助运，益气补中。适用于慢性泄泻。

【方解】本方用党参、白术以理中焦，暖脾胃；甘草、陈皮、茯苓健脾和胃；木香和血温肠；山楂、神曲消食生津。此方以温中为主，以气药中伍一血药，取气血互生之妙义。

【加减】脾虚气弱加黄芪 25g；脾阳不足加炮姜 12g，肉桂 3g；脾肾阳虚加四神丸（吴茱萸、煨肉蔻各 6g，补骨脂 13g，五味子 6g）。

【验案】孙某，男，64 岁，退休人员。近 2 年多来常腹泻，泻下黏液样血便，有浓液，每日 3～6 次，伴四肢乏力、食欲缺

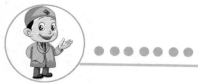

乏、脘腹胀闷，于 1991 年 8 月 10 日来本院门诊诊治。检查：发育中等，营养不良，形体较消瘦，面色少华，患者懒言，肛门有重坠感。苔薄白，脉细弱。心、肺、肝功能检查正常。血常规检查：大便常规检查：黏液（＋＋＋），红细胞（＋＋），白细胞（＋）；白细胞计数 4.2×10^9/L，红细胞计数 3.9×10^{12}/L，血红蛋白 90g/L。大便培养无致病菌，未发现溶组织阿米巴。于 1991 年 8 月 16 日在汕头市某医院行纤维结肠镜检查（编号 7642，病理号 78967），提示慢性肠炎。中医辨证诊为肠澼证，属脾虚气弱型。治以健脾益气为主。处方：党参、茯苓各 16g，炙甘草 6g，黄芪 18g，陈皮、罂粟壳、山楂炭各 6g，白术、神曲、木香各 13g，赤石脂 23g。先后服用上方 50 剂，病情明显好转，大便每日 1 次，纳差、腹胀、乏力等症状均消失。血常规检查：白细胞计数 6.2×10^9/L，红细胞计数 4.5×10^{12}/L，血红蛋白 118g/L。嘱患者再继续服用 1 个疗程。半年后肠镜复查，肠黏膜恢复正常。为巩固疗效，嘱患者每天服香砂六君丸，早、晚各 13g，连续 3 个月。随访追踪 1 年以上未见复发。

【按语】笔者通过多年实践体会到，脾虚型慢性溃疡性结肠炎病机与患者的脾肾有关。而脾虚乃其根本，温肾健脾是其治疗关键。参照中医《类证治裁》提出的泄泻通治方，以益气健脾运中的异功散加木香、神曲为基本方，根据不同证型适当加减药味，收到较好的临床疗效，远期疗效也较巩固。临床证实，一些健脾益气方药有提高机体免疫功能的作用，提示脾与免疫功能有密切关系。患者的机体营养功能和能量代谢不正常，免疫功能减退，这亦是慢性腹泻迁延难愈的原因。慢性腹泻虚证经用健脾益气为主的中药治疗，随临床症状的改善，玫瑰花瓣形成试验（RFC）与淋巴细胞转化试验（LCT）亦恢复到正常范围。这表明健脾益气中药能增强 T 细胞功能，从而提高机体的抗病能力。

清热利湿汤加味（李桂文方）

【组成】白芍 16g，苍、白术各 13g，陈皮 13g，防风 16g，柴胡 13g，枳壳 16g，葛根 13g，黄芩 13g，黄连 3g，川芎 13g，香附 13g，金银花 16g，连翘 13g，藿香 16g，槟榔 13g，肉桂 3g，干姜 13g，生山楂 16g，神曲 18g，甘草 13g。

【用法】每日 1 剂，水煎服，每日 2 次，早、晚各服 1 次。

【功效】扶脾抑肝，清热利湿。适用于慢性泄泻。

【方解】本方用金银花、黄芩、黄连、葛根、连翘清热解毒；白芍、白术、肉桂理气和胃；槟榔、山楂、神曲消积生津；防风、川芎健脾利湿。全方寓补于温肾暖脾，和中安胃疏导之中，使补而勿滞。

【加减】辨证用药时，腹痛明显者，可加白芍、白术、延胡索以缓急止痛；脓血多者，可加白及、地榆、丹参、仙鹤草、三七、当归以化瘀止血；湿邪明显者，可加滑石、苍术、砂仁、佩兰、薏苡仁、车前草以燥利湿邪；兼挟热毒者，可加黄芩、通草、黄连以清热解毒；气滞腹胀者，可加枳壳、木香、陈皮以行气导滞；脾虚明显者，可加黄芪、白术、扁豆以益气健脾；阳虚明显者，可加制附子以增强温阳之力。

【验案】秦某，女，75 岁，2005 年 4 月 26 日来医院就诊。患者以腹痛、腹泻反复发作 1 年余，加重 3 天来诊。患者 1 年多前无明显诱因出现腹痛、腹泻，四肢无力，泻后痛减，大便黏滞不爽，每日 5 或 6 次，多次查大便常规未见异常。半个多月前，查大便常规见红细胞、白细胞，经抗感染治疗后大便恢复正常，上述症状已有缓解。3 天前，再次出现腹痛，以脐周明显，痛则欲泻，泻后或排气后痛减，每日 4～6 次，大便黏滞不爽，溏薄带有黏液，食欲缺乏，无发热、腹胀，舌红、苔黄腻，脉弦。情绪焦虑。中医辨证属肝郁脾虚，兼夹湿热；中医治疗以抑肝扶脾，清热利湿为法。用上方，水煎服，忌辛辣、油腻及生冷饮食。3剂后大便次数减少至每日3或4次；继服9剂，腹痛稍减轻，出现饭后腹痛明显，大便干结成块，舌苔稍腻。原方去川芎、槟榔、干姜，加当归13g、乌药13g，又服2剂，饭后腹痛减轻，大便成型，情绪仍显焦虑，舌苔薄黄。前方去肉桂、生山楂、神曲、苍术，加焦三仙各16g，再服3剂，并加服西药谷维素及复合维生素B，腹痛减轻，大便次数减少至每日2或3次，舌红，苔薄黄，脉弦。前方加延胡索13g，服2剂腹痛消除，继续服用7剂巩固疗效。2个月后出现复发，仍以上法治疗痊愈。随访半年未复发。

【按语】溃疡性结肠炎属中医"肠风""泄泻""便血""休息痢"等范畴，其发病原因主要是饮食不当、重伤脾胃；或外感六淫、内外合邪；或七情内伤、肝木克脾。病位始于大肠，与脾胃关系密切，为诱因导致脾胃受伤，清气不升，浊气不降，清浊相乱，运化失职，水湿停聚，与水谷混杂而下，流注肠间而成，湿邪阴滞日久，郁而不降，或外来暑湿之邪，酿成湿热，壅滞肠间，与气血相搏结，使肠道传导失司，气滞血凝，血败肉腐，脂络受伤，化为脓疡。日久脾肾困惫，正气虚弱，以致脾肾两虚。治疗上，需要审证求因，发挥中医辨证施治的特色。急则治标，以西医药控制急性发作；缓则治本，以中医药辨证治疗，缓解症状，减少复发，务求治本。

☯ 消食和胃方（张期善方）

【组成】白术13g，枳实13g，山楂18g，神曲11g，半夏7g，茯苓 7g，陈皮 13g，连翘 13g，莱菔子 13g。

【用法】水浸泡方药约 30 分钟，先用大火煎药至沸腾，再用小火煎煮 30 分钟；每日 1 剂，分 3 次温服。6 剂为 1 个疗程，需用药 2～4 个疗程。

【功效】导滞止泻，消食和胃。适用于慢性泄泻。

【方解】消食和胃方中枳实散气行气，开结除滞，和中清热，化饮消痞。白术益气健脾，化饮燥湿，行水开结。重用山

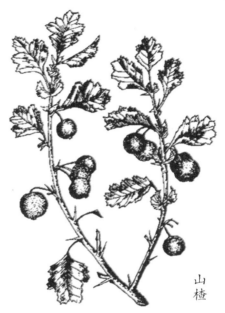

山楂

楂，能消一切积滞饮食，善于消肉食之积。神曲健脾消食，善于化酒食陈腐油腻之积。莱菔子下气消食祛痰，善于消谷面蔬菜之积。半夏降逆燥湿，醒脾和胃止呕。陈皮化湿理气，和胃醒脾。茯苓益气健脾，止泻渗湿。连翘清热散结。

【加减】若食积较重者，加厚朴、山楂、槟榔，以理气导滞；若食积化热较甚者，加黄芩、通草、黄连，以清热和胃降逆；若大便秘结者，加大黄、陈皮、厚朴，以泻热行气消食等。

【验案】段某，男，55 岁，广东人。患者有 20 余年慢性腹泻病史，每天至少腹泻 4 次，多次到医院检查均未发现明显异常病理变化，服用中西药，腹泻立即减轻，可停药后又复发，近因腹泻加重而前来诊治。患者腹泻，肠鸣，手足不温，腹部怕冷，食凉即泻，倦怠乏力，呃逆，口干舌燥，口舌生疮，舌质红，苔薄黄，脉沉。中医辨为上热下寒证，治当清泻上热，温暖下寒，给予上方 6 剂，水煎服，每天 1 剂，每日 3 服。二诊：腹泻减轻，

以前方 6 剂。三诊：口舌生疮痊愈，以前方 6 剂。四诊：腹泻未再出现，手足转温，以前方 6 剂。为了巩固疗效，将前方变汤剂为散剂，每次 6g，每日分 3 服。随访 1 年，一切尚好。

【按语】笔者根据患者食凉即泻、手足欠温辨为寒，再根据口舌生疮、舌质深红辨为热，因倦怠乏力辨为夹气血虚，以此辨为上热下寒证。方以导滞止泻，清热于上，散寒于下，兼补气益血，消食化积，加半夏、陈皮，醒脾燥湿，降逆止呃。

☯ 补肾健脾汤（夏惠明方）

【组成】煨肉豆蔻 4g，补骨脂 13g，五味子 1.5g，吴茱萸 2.4g，黄芪 11g，白术 4g，巴戟天 13g。

【用法】每日 1 剂，水煎服，每日 2 次，早、晚各服 1 次。

【功效】益气健脾，温养肾气。适用于精神不振、泄泻日久、面色无华、少气乏力等症。病属慢性结肠炎、胃肠功能紊乱等。

【方解】补肾健脾汤方由四神丸加味改丸为汤而成。四神丸是治疗肾虚而见五更泄泻之方。其效力缓慢且应用范围不广。本方再加黄芪、白术、巴戟天等健脾补肾之品，并改丸剂为汤剂，使其奏效较速，且可用于各种脾肾虚弱之日久泄泻者。

【验案】单某，男，25 岁。自 7 岁起即患便泻，每天 7 或 8 次，10 岁以后病情更趋严重，营养缺乏，以致发育不良，身材矮小。目前仍每天泄泻 2 或 3 次，天明即须如厕，精神萎损，面色无华，食欲缺乏，倦怠，四肢肌肤甲错呈包鳞状。即予补骨脂 13g，煨肉豆蔻 4g，五味子 1.5g，吴茱萸 2.4g，黄芪 11g，白术 4g，巴戟天 13g，仙茅 13g，大枣 3 枚。服 3 剂，泄泻即减至每天 2 次，原方加炮姜 4.5g，再服 5 剂泄泻即止，月余后随访，大便正常。

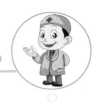

☯ 抑肝缓痛方（潘子毅方）

【组成】焦白术 10～16g，炒白芍 10～124g，白茯苓 10～18g，广陈皮 6～13g，防风 6～11g，广木香（后下）6～13g，西砂仁（后下）6～13g，六月霜 20～28g。

【用法】每日 1 剂，水煎服，每日 2 次，早、晚各 1 次。

【功效】标本兼顾，抑肝扶脾。适用于肝木克脾所致的慢性泄泻，症见腹中疼痛，肠鸣泄泻，大便后有白黏液脓便，舌苔薄，脉细弦。慢性肠炎、结肠炎、肠功能紊乱见上述症状可用之。

【方解】中医认为，本病既可见脾虚之象，又可见湿热食滞蕴结肠间之征，多为虚实错杂。肝木克脾，其临床特点是泻前或泻时必有腹痛。本方用白芍抑肝缓痛；防风升清疏风；白术、茯苓渗湿培土；木香、砂仁、陈皮调中助运；六月霜苦寒，清肠和胃，止痢开膈，消食运脾，方中以此清湿化浊。合而观之，本方由痛泻要方加味而来，是扶脾抑肝、标本兼顾之良方。

【加减】气虚者加党参、黄芪、大枣；纳差加白豆蔻，大便后夹有黏液脓血便加铁苋、地锦草、黄连、决明子。

【验案】万某，男，38 岁。患者腹泻 5 年，到医院检查诊断为慢性肠炎。腹中疼痛，痛则欲便，泄泻肠鸣，便则病减，大便后夹有白色黏液脓便，伴四肢倦怠，无发热，胀痛，消瘦无力，嗜睡，精神不振，舌质淡红、苔薄白腻，脉细弦。证属肝木克脾，湿浊内蕴，治以抑木扶土，清湿化浊。选用上方重用六月霜 28g，连服 1 个月余，腹泻止，腹痛除，白色黏液脓便消失。精神好转后，改用参苓白术散善其后，随访 5 年未见复发。

【按语】治疗期间忌食生冷油腻之品。

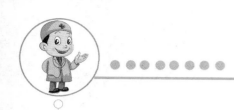

☯ 调和肝脾方（路志正方）

【组成】白芍 16g，炒白术 13g，陈皮、防风各 13g，醋柴胡 6g，枳实 13g，川楝子 6g，煨木香 13g，炒建曲 11g，甘草 4g。

【用法】水煎服，每日 2 次，早、晚各 1 次。

【功效】抑木培土，调和肝脾。适用于慢性泄泻。

【方解】方中白术苦甘而温，补脾燥湿以治土虚，为君药；白芍酸寒，柔肝缓急止痛，与白术相配，于土中泻木，为臣药；陈皮辛苦而温，理气燥湿，醒脾和胃，为佐药。配伍少量防风，具升散之性，与术、芍相伍，辛能散肝郁，香能舒脾气，且有燥湿以助止泻之功，又为脾经引经之药，故兼具佐使之用。众药相合，可以补脾胜湿而止泻，柔肝理气而止痛，使脾健肝柔，痛泻自止。

【加减】腹胀者，加川厚朴、香橼各 13g，胀甚则改加青皮、槟榔、大腹皮各 13g；脾虚见证明显者，加茯苓 11g，太子参 13g，炒山药 16g；腹痛明显，加延胡索、乌药各 13g；久泻不止、肛门作坠者，加煨葛根 16g，炙升麻、桔梗各 6g 等升提之品。

中医在掌握肝脾不调、肝郁脾虚这一主要病机和证型的基础上，笔者同时强调兼夹证的辨证施治。经过长期实践总结，概有兼湿热、兼寒湿、兼肾虚三证而以兼湿热为常见。

兼湿热：症见大便每迫或泻而不爽，色黄味臭，常带黄色黏液，甚有脓血，肛门灼热，里急后重，口有秽味，脘痞呕恶。多见于嗜食肥甘厚味，并肝胃之火素盛；或脾虚生湿，日久郁而化热，而致湿热之邪滞留肠中，引发泄泻。舌红苔黄腻，脉滑。治则清热化湿，以基础方合葛根芩连汤加减，药用：炒苍术、炒白术各 13g，白芍 16g，陈皮 13g，醋柴胡 6g，枳实 13g，川楝子

6g，煨木香 13g，煨葛根 16g，黄芩 13g，黄连 3g，炒薏苡仁 18g，炒建曲 11g。大便黏液较多者，加马齿苋、红藤、败酱草；见脓血者，加失笑散、地榆、仙鹤草。清化湿热当注意苦寒药的用量，如需重用则每配炮姜 6g，以防损伤脾胃阳气而无力驱邪外出。

兼寒湿：症见大便清稀，完谷不化甚或泻出如水，常带白色黏液，腹痛腹鸣，脘腹怕冷，受凉加重，口泛清水，脘闷纳呆。舌淡苔白腻，脉濡缓。恣食海鲜生冷或寒湿之邪侵犯脾胃；或脾胃运化失健导致寒湿内停，则脾胃功能障碍而生泄泻。治则散寒化湿，以基础方合理中汤或胃苓汤加减，药用：炒苍术、炒白术各 13g，白芍 16g，陈皮 13g，醋柴胡 6g，枳实、川厚朴、煨木香各 13g，桂枝、干（炮）姜各 6g，乌药 13g，小茴香 6g，茯苓 16g，炒建曲 11g。寒重者尚可加熟附片、肉桂；大便如水则加炒山药、炒薏苡仁、猪苓、泽泻。

兼肾虚：症见五更泄泻，腹痛隐隐，腹胀腹鸣，形寒肢冷，腰膝酸软。舌淡苔白，脉沉细。多见于年高体弱或久泻不愈者。肾阳虚衰或久病及肾，命火不足则不能温煦脾土，运化失常遂成泄泻。治以健脾益肾、温阳止泻，方用附子理中汤合四神丸加减，药用：熟附片 6g，潞党参、炒苍术、炒白术各 13g，炮姜 6g，补骨脂 13g，吴茱萸、煨肉豆蔻、五味子各 6g，陈皮、煨木香各 13g，炒建曲 11g，炙甘草 4g。年老体弱者，加黄芪、炒山药；久泻不止、肛坠明显者，加煨葛根、炙升麻；如无实邪见证，可加石榴皮、诃子肉、赤石脂等涩肠固脱之品。

【按语】中医认为泻分暴久，证有虚实，发生泄泻的主要原因在脾胃功能障碍上。笔者在脾虚湿胜导致泄泻这一传统认识的基础上，认为对于久泻而言，其证多属虚实兼有、寒热互夹，而肝脾不调、肝郁脾虚乃是本证发生的主要病机。其症状表现：大便溏薄，日行 4 或 5 次，多则 8 或 9 次；腹痛即泻，泻后痛减；胸闷纳呆，肢倦乏力；胁痛腹胀，泻后腹胀不减；腹鸣漉漉，肛门坠胀，时有便意，矢气频频；常因情志失畅而诱发或加重。舌苔薄白，脉弦。治以调和肝脾、抑木培土法。

☯ 温肾健脾汤（郭太平方）

【组成】当归 7g，人参 7g，白术 7g，肉桂 11g，炙甘草 11g，白芍 24g，木香 13g，诃子 11g，罂粟壳 13g，肉豆蔻 13g，补骨脂 11g，五味子 6g，吴茱萸 6g。

【用法】水浸泡方药约 30 分钟，先用大火煎药至沸腾，再用小火煎煮 30 分钟，煎药加入生姜 3 片，大枣 12 枚；每日 1 剂，分 3 次温服。7 剂为 1 个疗程，需用药 3～5 个疗程。

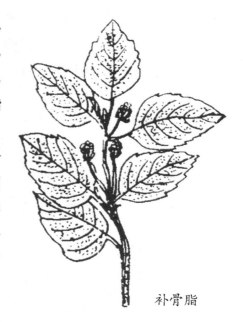

补骨脂

【功效】健脾温肾，固涩止泻。适用于慢性泄泻。

【方解】温肾健脾汤中人参补脾益肾。罂粟壳涩肠固脱止泻。肉豆蔻温暖脾肾，固涩止泻。诃子顾护中气止泻。白术健脾补气，运化水湿，助人参补益脾肾。肉桂温脾暖肾散寒。当归、白芍，养血和血，止痛缓急。补骨脂补肾益阳，温养温气，为治肾泻要药。吴茱萸温里散寒，暖肝脾肾。五味子益气固肾，涩精止泻。生姜温阳散寒，温脾暖胃。木香行气导滞，防止补益固涩药壅滞气机。大枣、甘草，补益正气，与白芍以缓急止痛。

胃肠病 传承老药方

【加减】若寒甚者，加附子、高良姜、肉桂，以温阳散寒；若气虚者，加山药、黄芪、党参，以健脾益气；若腹泻甚者，加赤石脂、禹余粮，以涩肠固脱。

【验案】田某，女，49岁，教师，1987年8月20日诊。10年前因食腐肉出现腹泻、腹痛、黏液脓血便，间断服用中西药，病情时好时坏，反复无常，迁延不愈，随来本院治疗。患者形体消瘦，面色无华，腹胀、腹痛，大便每日3或4次，黏液较多，有少量浓血，畏寒肢冷。舌淡胖，苔白滑，脉沉细弱。结肠镜检查在13～16cm处充血水肿，有3个大小不等的溃疡面。辨证属阳虚寒盛，命门火衰。治则温阳固肠止泻为主。方用固肠丸，去人参，加干姜6g、薏苡仁13g。服3剂后，自觉有些"上火"，但腹泻明显减轻。上方加黄连4g，继服3剂后改制蜜丸服，每次服1丸（7g），每日3次，1个月后诸症基本消失，药量减为每日2丸。3个月后诸症全无，肠黏膜充血、水肿消失，溃疡面愈合。随访3年，未复发。

☯ 醒脾和胃汤（刘其聪方）

【组成】白芷13g，大腹皮13g，紫苏叶13g，茯苓13g，半夏18g，白术18g，陈皮18g，厚朴18g，苦桔梗18g，藿香28g，甘草23g。

【用法】清水浸泡方药约30分钟，然后用大火煎药至沸腾，再以小火煎煮35分钟，煎药时酌情加入大枣；每日1剂，分3次温服。6剂为1个疗程，需用药2～4个疗程。

【功效】和胃醒脾，散寒除湿。适用于慢性泄泻。

【方解】醒脾和胃汤方中藿香化湿芳香，辟秽和中，降浊升清。

白芷、紫苏叶散寒和中，助藿香芳香化湿。白术健脾利湿。半夏醒脾化湿。陈皮行气化湿和胃。厚朴行气化湿。茯苓渗湿健脾。大腹皮利湿行气。桔梗宣肺利膈。生姜调理脾胃。大枣、甘草益气补中。

【加减】若兼表证者，加香薷、白芷、荆芥，以解表散寒；若湿重者，加薏苡仁、苍术、砂仁、泽泻，以渗湿化湿；若不思饮食者，加山楂、麦芽、神曲，以消食和胃。

【验案】吴某，男，33 岁，营业员，1992 年 10 月 28 日来医院就诊。患者 4 年来腹痛反复发作，痛则欲泻，泻后痛减，日排黏液脓血便 3～5 次，食欲缺乏，口干口苦，失眠。舌红、苔黄腻，脉弦滑。到医院经纤维结肠镜确诊为溃疡性结肠炎。中医辨证属湿热内蕴，以加味白头翁汤合甲硝唑注射液保留灌汤，黄连温胆汤煎剂口服。经治疗 4 天后症状改善，排便次数减少，大便逐渐成形，继续治疗 1 个疗程痊愈，经纤维结肠镜复查溃疡面愈合、黏膜正常。随访 1 年未复发。

第十四章
肠梗阻

       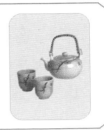

☯ 健脾化湿汤（王文海方）

【组成】桂枝 7g，茯苓 11g，白术 6g，甘草 6g，牡丹皮 11g，半夏 16g，橘红 16g，生姜 18g，马梅 1 枚。

【用法】清水浸泡方药约 30 分钟，先用大火煎药至沸腾，再用小火煎煮 35 分钟；每日 1 剂，分 3 次温服。7 剂为 1 个疗程，需用药 9 个疗程。

【功效】化湿健脾，温胃化痰。适用于肠梗阻。

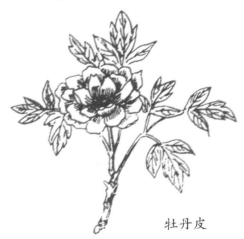

牡丹皮

【方解】健脾化湿汤方中茯苓能泻能补，补则益中气，泻则利饮邪。桂枝化气温阳，平冲降逆，气化痰湿。白术健脾利湿，温胃化饮。半夏利湿化痰，降逆和胃。橘红理气化湿，醒脾化痰。生姜既能助半夏、陈皮理气降逆，又能助半夏、陈皮和胃化痰，并能解半夏毒性。用乌梅少许，敛阴生津，制约燥湿化痰药不伤阴津。甘草祛痰益气，并调和诸药。

【加减】若大便溏者，加黄精、山药、白扁豆，以健脾化湿止泻；若腹胀者，加厚朴、砂仁、陈皮，以行气除胀；若舌苔白腻者，加草豆蔻、佩兰、苍术，以芳香化湿；若头晕者，加陈皮、半夏，以理气化湿降逆。

【验案】夏某，男，46岁，技术工人。患者6年前因右下腹疼痛、膑胀。在郑州、北京等医院诊断为肠梗阻，多次服用中西药，以及静脉用药，治疗效果都不理想，反反复复，时轻时重，近因大便呈黏液血便、里急后重加重而前来诊治。患者右下腹疼痛如针刺，进餐后肠鸣加重，大便呈黏液血便、里急后重，腹部按压有包块，口渴，舌质暗红夹瘀斑，苔薄黄，脉沉涩。中医辨为热毒夹瘀证，治当活血化瘀，清热解毒，诸症均较前减轻，以前方并根据病情变化而适当加减治疗30余剂。随访1年，一切尚好。

【按语】患者腹痛如针刺、舌夹瘀斑中医辨为瘀血，再根据口渴、舌质红、苔黄辨为热毒，因大便呈黏液血便辨为热毒迫血，以此辨为热毒夹瘀证。方以苓桂术甘汤清热解毒，透热于外，清热凉血，活血通络。方药相互为用，以奏其效。

☯ 温阳散寒汤（陈艺方）

【组成】炙甘草11g，桂枝11g，白术7g，人参7g，干姜7g，白芍18g，生姜7g，大枣12枚，胶饴70ml，黄芪6g。

【用法】清水浸泡方药约30分钟，然后用大火煎药至沸腾，再以小火煎煮35分钟；每日1剂，分3次温服。6剂为1个疗程，需用药3~5个疗程。

【功效】散寒温阳，健脾益气。适用于肠梗阻。

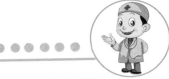

【方解】温阳散寒汤方中桂枝散寒温中，温阳益气。人参补脾益胃。生姜、干姜温阳散寒，醒脾和胃。白术益气健脾，生化气血。黄芪补脾益胃，建立中气，益气生血。胶饴补益脾胃，生化气血，止痛缓急。白芍养血补血，缓急止痛。大枣、甘草补益脾胃，补中益气。

【加减】若腹痛者，加吴茱萸、附子、花椒，以温中止痛；若腹泻者，加茯苓、薏苡仁，以健脾渗湿止泻；若肠鸣者，加半夏、厚朴、陈皮，以行气燥湿；若不思饮食者，加山楂、鸡内金、麦芽，以消食和胃；若大便溏泻者，加诃子、肉豆蔻，以温中止泻。

【验案】孙某，男，44 岁，环卫工人，1996 年 4 月 2 日来医院就诊。患者肠梗阻术后 10 天出院，过食肉类及补品欲尽早恢复体力，但在出院后第 7 天又出现腹痛、腹胀，全腹膨隆，叩之如鼓，端坐气促不得卧，头晕头胀，恶心呕吐，乏力易疲，已 5 天无大便。面色无华，舌苔黄腻，脉弦弱。血常规及体温均正常。因怕再次手术，患者要求先非手术治疗。中医辨证乃气结型肠梗阻，治则通腑行气，用本方治疗 3 剂后复诊：患者因急于治病，第 1 天连服 2 剂，药后排气甚多，大便日行 5 次，臭秽，稀便中夹干粪，腹胀、腹痛顿减，腹部感到舒畅，能平卧，有恶心感但未呕吐，头晕、头胀消失。翌日服第 3 剂时，大便 4 次，腹胀、腹痛均愈。但仍饮食不振，舌苔薄白，脉弦弱。后拟香砂六君子汤加味，6 剂调治，并嘱宜食清淡易消化的饮食，适当活动，无反复不必复诊。

☯ 活血化瘀汤（黄家山方）

【组成】炙甘草 11g，桂枝 11g，白术 7g，人参 7g，干姜 7g，吴茱萸 7g，当归 6g，川芎 6g，白芍 6g，阿胶 6g，生姜 6g，牡丹皮 6g，半夏 11g，麦冬 24g。

【用法】将水浸泡方药约 30 分钟，用大火煎药至沸腾，再用小火煎煮 30 分钟；每日 1 剂，分 3 次温服，6 剂为 1 个疗程，需用药 6～8 个疗程。

【功效】散寒温阳，活血化瘀。适用于肠梗阻。

【方解】活血化瘀汤方中桂枝散寒温中，益气温阳。人参补脾益胃。干姜温阳散寒，和胃醒脾。白术益气健脾，生化气血。吴茱萸温经散寒，利湿止泻。当归、川芎养血活血，通经行气。阿胶、白芍养血敛阴。生姜温里散寒。半夏散寒温阳，降泻浊气。牡丹皮活血祛瘀，行血散瘀，清郁热，调畅经血。麦冬养阴清热。甘草益气补中。

【加减】若瘀甚者，加桃仁、益母草、红花，以活血化瘀；若腹痛甚者，加延胡索、川楝子，以活血行气止痛；若气滞者，加木香、水红花子、槟榔，以行气导滞；若不思饮食者，加山楂、鸡内金、莱菔子，以消食和胃；若便血多者，加茜草、海螵蛸，以化瘀止血。

【验案】杨某，女，41 岁，于 2001 年 7 月 21 日来医院就诊。患者诉 5 天前夜间在自家苹果园树上捡幼蝉 150 多只，炒熟后分次食下，食后 3 天大便未解。患者来院后腹透检查：结肠肠腔胀气，其内示气液平面，西医诊断为：急性肠梗阻，用开塞露注入及灌肠 3 次，大便未解，患者仍腹痛、腹胀，痛苦难言而求治于中医。患者腹部胀满，全腹压痛，左下腹部扪及条索块状物。苔黄腻，脉沉滑有力。用上方。服 1 剂后约 3 小时，感腹腔有气体流窜，用力排下硬便，后大量污秽稀水样臭便一涌而泻，泻后腹胀、腹痛随之而解，重新腹透。

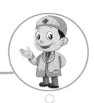

☯ 行气止痛饮（吴一聪方）

【组成】全当归 6g，大黄 10～50g，桃仁 6g，延胡索 7g，青皮 7g，乌药 6g，木香 6g，栀子 11g，陈皮 6g。

【用法】上药水煎取汁，每日 1 剂，分 2～4 次从胃管注入胃，夹闭胃管 30～60 分钟，每 4～6 小时重复 1 次。至肠功能恢复，腹胀减轻后，停止胃肠减压，改为口服。

【功效】活血化瘀，清热泻下，行气止痛。适用于粘连性肠梗阻。

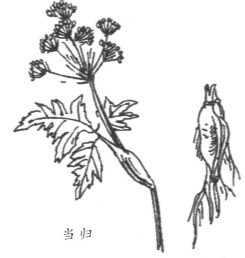

当归

【方解】肠梗阻的发生有闭阻不通、气血瘀滞、合并感染三个关键问题。肠梗阻病在标急，截病宜速；重在祛邪，用药宜精；功在速达，药效宜专。故组方原则针对上述问题以大黄、青皮泻下通腑为主，延胡索、木香、当归荡气导滞，栀子清热解毒，气滞则易血瘀，且肠粘连患者往往易出现肠梗阻，一般活血药难以奏效，故用陈皮、乌药、桃仁破血行气。六腑以通为顺，治疗本症以通下为主要治法，常佐以理气降逆、活血化瘀、清热利湿解毒、益气养阴等方法配合治疗。

【验案】宋某，男，69 岁，退休人员，1993 年 7 月 22 日入院。腹部阵发性剧痛伴呕吐 2 天。患者 1 年前曾行阑尾脓肿手术，同年 8 月又因粘连性肠梗阻行部分回肠切除、肠粘连松解术，术后经常出现腹痛。2 天后开始脐周阵发性剧痛，呕吐多次，肛门无排便、排气。曾在多家医院治疗无效，服用中西药无数仍腹胀、腹痛加重，频频呕吐，即送本院留医。检查：患者痛苦面容，唇干，腹胀，右下腹有手术瘢痕，阵发性见肠形及肠蠕动波，腹壁软，全腹轻压痛，无反跳痛，未触及包块。肠鸣音亢进，大便不通，无矢气，舌苔黄，脉沉而疾。拍X线腹部透视可见小肠管扩张，并见6个液平面。西医诊断为粘连性肠梗阻；中医诊断为关格，属气滞热结里实证。治疗方法：禁食，补液，插胃管行胃肠减压，引出胃肠液约500ml。用肠粘连松解汤1剂，水煎至120ml，温度适中后，从胃管注入药液。6小时后，再用该方1剂，水煎至180ml保留灌肠。服药后8小时，解大便1次，自觉腹痛明显减轻，但仍腹胀及有轻压痛。第2天，从胃管再注入上方1次，6小时后解大便1次，量较多，肛门排气多次，患者自觉已无腹痛，腹胀明显减轻，梗阻已解除。第3天拔除胃管，口服中药3剂后，大便呈水样，每日2次大便，腹部体征消失。住院7天，痊愈出院。

【按语】中医的泻下法在急腹症的临床上运用十分广泛，泻下药不但可以增进胃肠蠕动，而且有利于机体排出有毒有害物质，恢复正常的胃肠功能。程门雪在临床上，根据不通则痛、通则不痛的中医理论，自拟3方治疗急性肠梗阻42例，收到满意疗效（本方为其中之一）。同时，在给药途径中，对中医中药的常规煎服法加以改进，使药物在人体所起的作用加快，从而赢得抢救患者的时间，是值得探索的。在治疗本病中，若出现下列病情变化，应即行手术治疗：①阵发性腹痛加剧且频率加快；②胃管流出的胃液增多；③胸、腹部X线透视液气平面增多加宽；④出现腹膜刺激体征。

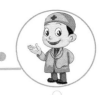

润肠通便油（朱坚方）

【组成】小茴香 16g，当归 250g，麻油 250g。

【用法】先将麻油置锅中加七成热，再将当归、小茴香入油内煎炸至焦黄，去渣留油，待油凉后慢慢频服。

【功效】通腑润肠适用于肠梗阻。

【方解】润肠通便油方中麻油味甘凉，滑肠润燥；当归性辛温，和血补血，润肠通便；小茴香理气止痛。本方虽然简洁，效果显著，可解除肠道嵌顿，俾阻祛滞除，肠道自通。若遇梗阻日久、肠道形成坏死者，仍以手术治疗为佳。

【验案Ⅰ】孙某，女，5 岁，1991 年 4 月 20 日来医院就诊。患儿突然满腹胀痛，二便不通，呕吐不止，无矢气。诊时面色苍白，哭闹不止，腹胀如鼓，剧痛拒按，脐右侧可见肠形，伴有呕吐。脉弦紧，苔黄燥。大便 2 天未行。辨证因饮食不节，食积不化，燥屎内结，阻塞肠道所致。即予通肠油 1 剂。患儿服药 2 小时后即转矢气，随后排出枣样大燥粪 3 枚，其后大便溏软，腹胀、呕吐缓解，继予和胃健脾、理气消食之剂善后，病愈而归。

【验案Ⅱ】钱某，男，73 岁，退休人员，1964 年 10 月 21 日来医院就诊。患者主诉过食熟枣，又弯腰闪挫，逐致腹部剧痛，腹胀、呕吐，痛疼难忍，痛不欲生。诊时见患者满腹鼓音，疼痛拒按，二便不通，脉洪大而急。证属饮食不节，壅滞肠胃。给予通肠油 1 剂服之。病家众亲属赶到，送患者赶某医院行急诊手术，在手术台上行将开刀之际，患者忽觉肛门急迫不忍，欲解大便，匆匆下地，即矢气出，大便下，腹胀、酸痛渐消，就此病愈。

【按语】吕承全经多年探索，创此稳妥有效方剂，多年临床应用，效如桴鼓。

☯ 温中散寒汤（谢金荣方）

【组成】炙甘草 11g，桂枝 11g，白术 7g，人参 7g，干姜 7g，附子 6g，半夏 11g，大枣 10 枚，粳米 11g，栀子 16g，淡豆豉 13g。

【用法】清水浸泡方药约 30 分钟，然后用大火煎药至沸腾，再用小火煎煮 35 分钟；每日 1 剂，分 3 次温服。6 剂为 1 个疗程，需用药 8～12 个疗程。

【功效】散寒温阳，兼以清热。适用于肠梗阻。

【方解】温中散寒汤中桂枝散寒温中，温阳益气。人参补脾益胃。干姜温阳散寒，和胃醒脾。白术益气健脾，生化气血。

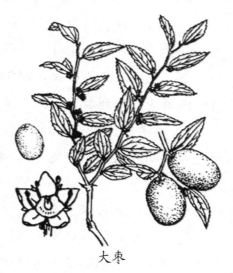

大枣

附子温阳散寒，助阳化饮。半夏利湿化饮，醒脾降逆。粳米补脾益胃。栀子清宣郁热，泻火解毒。淡豆豉透热外泄。大枣、甘草益气补中，顾护脾胃。

【加减】若寒甚者，加肉桂、桂枝、吴茱萸，以温阳散寒止痛；若痰甚者，加天南星、半夏、苍术，以燥湿化痰；若夹热甚者，加黄连、通草、黄芩，以清热燥湿；若腹痛甚者，加川楝子、延胡索，以行气理血痛；若夹热明显者，加黄连、黄芩，以清泻郁热等。

【验案】牛某，男，21岁，工人。患者1982年11月因阑尾脓肿行手术出院后2月余，前3天饭后腹痛、呕吐，右下腹麦氏点有反跳痛、压痛，右脚不能伸，经注射阿托品、口服颠茄片、氯霉素等药品，1天后症状加重。现症：腹痛、恶心、腹胀、呕吐，右下腹有如拳大之肠型，腹肌紧张，有明显压痛。X线可见回盲部锐角行成，肠腔极度充气，有液平面。诊断为粘连性肠梗阻，经禁食、输液、注射哌替啶、抗生素1天，腹胀不减。运用本法，水煎服，10剂后痊愈。

☯ 行气活血汤（吴平辉方）

【组成】枳实13g，生大黄（后下）10～16g，厚朴15～28g，元明粉（分冲）16g，莱菔子28g，桃仁13g，赤芍16g，木香6g。

【用法】药用水浸泡30分钟，再煎煮30分钟，每剂煎2次，同时将上药另一剂煎汁150ml备用。头煎服药2小时后，接着服第2煎药，并同时用另一煎汁150ml作保留灌肠（患者取右侧卧位，每日1或2次。

【功效】解毒清热，行气活血。适用于肠梗阻。

【方解】行气活血汤方中大黄泻热通便，荡肠涤胃，并能软坚润燥；伍枳实、厚朴、炒莱菔子行气散结，消痞除满；伍玄明粉、赤芍、桃仁、木香行气活血。合用则荡泻积滞，通下结热之力极强，但应中病即止。

【验案】刘某，男，20岁，1976年7月5日入院。症见：腹泻、解黏液便，每日5～7次，已3天。经治疗后腹泻停止，但又出现不大便、恶心、腹胀痛，已3天余，可见肠形。患者腹透发现肠管充气，可见到3个液平面。诊为肠梗阻。速用宽中承气汤加味：大黄16g，元明粉11g，枳实13g，厚朴13g，炒莱菔子

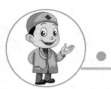

13g，早、晚各 1 剂。次日解硬块样大便 2 次，腹部胀痛减轻。继用调胃承气汤：大黄 13g，元明粉 10g，甘草 4g，2 剂治愈。

☯ 润燥散结方（赵永祥方）

【组成】生赭石、芜蔚子各 6g，芒硝、莱菔子各 13g，槟榔片、荜澄茄各 6g。

【用法】研末口服，每次 9g，每日 3 次。饭后服。

【功效】散结润燥，下气导滞。适用于肠梗阻。

【方解】全方具有行气宽肠、消积导滞除胀、润肠通便轻泻之功。芜蔚子有良好的通便作用，能使干燥坚硬的大便变润变软容易排出，并不引起腹泻；槟榔、莱菔子、荜澄茄对结肠横肌及纵肌均有较强的兴奋作用，有润滑肠道通便的作用；生赭石能使胃肠收缩节律有力，改善胃肠运动功能；芒硝活血化瘀，改善肠道微循环，且能加强胃肠运动功能。

【验案】金某，男，68 岁，1984 年 5 月 13 日来医院就诊。患者腹胀、腹痛、恶心 1 周。4 天前到某医院求治，经 X 线摄片，诊为完全性机械性肠梗阻。入院时体温 39℃，白细胞计数 20.0×10^9/L，中性粒细胞 0.86。采用非手术疗法。灌肠、胃肠减压、注射抗生素、补液等治疗 3 天，更加严重，呕吐黑水，大便已 1 周未解。而邀中医诊治。只见患者腹大如鼓，左脐旁突出，脉大而数。证属谷道不通，气阴已伤。拟用润燥解结之法，加入重镇降逆之品。处方：芒硝、莱菔子各 13g，生赭石、芜蔚子各 6g，槟榔片、荜澄茄各 6g，研细末吞服。针刺中脘、天枢、足三里。服药针刺后，肠鸣辘辘，并得矢气，次晨解出干燥粪粒 10 余枚，已不呕吐，仍腹大，不能转侧。此里结之滞未除，而内蕴之热，已劫其气阴。乃于上方中加入清养肃降之品。处方：鲜石斛、沙参各 13g，麦冬、玄参、桃仁各 6g，紫苏子、赭石、茺蔚子各 7g，玄明粉 6g（冲服）。针刺穴位同前。服药后，大便 4 次，色褐量多，臭秽异常，脐旁之高突已平。上方去玄明粉，加党参、火麻仁、浮小麦各 18g，黄芪 6g。服药 2 剂，便行通畅，知饥欲纳，仍舌干。此津气未复，处方：白芍、石斛、沙参、玉竹参、牡蛎各 16g，麦冬、米百合各 13g，炙黄芪、炙党参各 11g，乌梅 18g，鲜橘叶 10 片。连服 5 剂，胃纳日增，舌干转润，起居如常。

【按语】此病例始而腹痛，继而胀满呕吐，患者大便 7 日不解，脉形实大而数，以脉证推断，"痞、满、燥、实"四证俱备，故属于承气汤证。但因呕吐，胃津已伤，就不适用大黄；虽有腹胀肠中结滞，不适用枳实、朴等药。而用润燥解结、清养肃降之法收功。

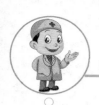

第十五章
便 秘

       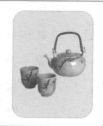

☯ 益气养液方（陈正玲方）

【组成】金银花 18g，黄芪 28g，威灵仙 10～18g，白芍 18g，麻仁 18g，肉苁蓉 18g，厚朴 3～13g，当归 18g，酒大黄 3～13g。（以上用量可根据病情稍事加减。）

【用法】水煎服，每日 1 剂。可连服，大便调顺再停药。

【功效】益气养液，润肠导滞。适用于老年虚证便秘。

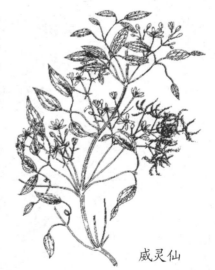

威灵仙

【方解】老年人便秘与年轻人的习惯性便秘不同，因为患者年龄，多有阴虚血燥、气虚不运等基本问题，同时亦难免燥热气滞等等夹杂其中。如果单纯润肠药往往效果不大，而承气等泻法又易引起正气愈虚等问题。此方以黄芪之补气，当归、白芍之养血，麻仁、肉苁蓉之化燥以治本，对其本虚者，且皆于通便有利；厚朴行气润燥，酒大黄缓降，不后下免其致泻伤中等弊，方从青麟丸等方化裁而来；威灵仙通气利脏之腑以治标，佐以金银花清脏腑之热而不伤正。患者若大便数日不下，燥热显著，可加玄明粉3~6g冲服，得便下即止，不可过量。威灵仙中医称"宣通五脏，去腹内冷滞，心腹痰水"，故胸腹不利，痰水气滞，脏腑不通之证皆有良效，并非只是散风去湿之品，此方用之亦具襄赞之功。

【加减】大便连日得畅，可减免酒大黄；便燥严重加玄明粉3~6g冲入；气虚重加党参15g；腹胀重加木香13g；腰腿酸软加杜仲15g，牛膝10~16g。

【验案】孙某，女，84岁，退休人员，原患糖尿病及冠心病、心房颤动15年，现病情较稳定，但大便干燥不下，4日一行，腹满为患，曾用麻仁润丸肠丸有效，但反反复复，近日无效。如用泻药则便泻不出，体乏无力，面容无助，虚急气短。舌嫩赤，苔黄浊不均，脉弦大，涩而少力，代止不匀。证属气血阴液不足，燥热蕴六腑，宜标本兼治，补气养阴药中，辅以清降之品，以"益气养液方"加玄明粉4g，服药后大便得下，下后腹中舒泰，气力精神转佳。减去玄明粉连服此方月余，大便1~2日一行，糖尿病及冠心病较前好转，脉仍代止，较前柔和有力，苔渐趋正常。改配丸剂，巩固疗效，2个月后停药病愈。

【按语】治疗此病应注意此方之特点：一为重用黄芪以健脾益气；一为大黄不后下免其过量致泻，并且需要连续服用以缓调其六腑功能；一为威灵仙可以自胸腹至下腹通闭解结，气血俱畅达，虽有痰水气滞等，亦均得以疏导而解。

☯ 首乌润肠方（高光华方）

【组成】生当归7g，生何首乌（用鲜者更好）16g，生赤芍

7g，火麻仁 16g。

【用法】水煎服，每日 1 剂，小火水煎分 2 次服饭后服。此方药性和平，服后并不立即起下泻作用，一般服药二三天后，大便开始从粒状变为条状，须连续服用，待便秘症状基本解除后才能停药。

【功效】增液通便，养血润肠。适用于血虚肠燥引起的大便秘结，其特征是患者大多具有津枯内热、血虚阴亏见证。如面色多苍白或潮红，或有眩晕，心悸，口干，烦热不寐，脉多细数或细软，舌质多红而少津，或舌质淡而津干，大便三四天甚至七八天一行。粪便干硬呈粒状，解时非常困难，甚至要用手指挖出。

【方解】首乌润肠方中生何首乌味甘，性微温，能补肝益肾而益精益血，通便润肠；当归性味甘温，是补血养血的要药。中医《本草备要》谓之"润燥滑肠"。生赤芍味苦性凉，有凉血清热之功效，能下气泻肝，通顺血脉，与何首乌、当归配伍既有补血养血、又有下气活血的作用，相得益彰。火麻仁味甘性平，能化燥滑肠，为常用之润下药。本方用药虽少，配伍精当，针对血虚津枯肠燥的病机侧重养血滑肠润燥，辅以下气通脉活血。所以能图徐徐缓下之功，治本而见长效。

【加减】产后或手术后，症见面色萎黄或苍白，头晕目眩，乏力等血虚证候较显著者可加入生地黄、当归、白芍、大枣，待大便成条后再加入党参、大枣、黄芪益气生血。如见气虚者可加党参、黄精；热病后津液耗伤而见舌红津少、口干唇燥、脉细弦或细数者，可选加石斛、生地黄、女真子、玄参、麦冬、天花粉、瓜蒌仁等养胃生津之品，如见眩晕耳鸣、头涨头痛、腰酸足软、舌红、脉细弦等肝肾阴虚、肝阳偏亢者，可选加桑椹子、生地黄、百合、女贞子、料豆衣、滁菊花等；如见咳嗽、咽干、低热、面红火升，脉细数，舌红等肺阴虚者加入南北沙参、天麦冬、瓜蒌仁、杏仁等；如见脘腹痞胀、纳呆、消化不良者加入陈皮、佛手、鸡内金、麦芽；如见嗳气上逆者加旋覆花、赭石；如见心悸、不寐等心阴虚者加入柏子仁、淮小麦、酸枣仁、玉竹等；老年人如兼见阳气衰者加入肉苁蓉 11g。

【验案】钱某，女，58 岁，退休干部。1960 年 12 月 31 日来医院就诊。主诉便燥数月，每饥时胃脘胀痛、泛酸，嗳气，得按则痛减，得暖则消，得矢气则快然，唯矢气不多，亦不渴。诊见面部虚浮，体乏无力，脉濡缓。3 剂后大便稍畅，痛胀均减，面浮亦消，唯偶觉烧心。原方加防己 11g，黄芪 16g，白术 7g，附子 13g，又服 2 剂，3 个月后随访，诸症皆消。

【按语】中医认为血虚肠燥型便秘，血虚肠液干枯是疾病的本质，"治病必求于本"，中医导下药有单味大黄、番泻叶、郁李仁等，以及复方成药麻仁丸、润肠丸等（方中都有大黄），适用于肠胃燥热的大便秘结，导泻的作用较强，但久服后大便更为燥结。因此，对血虚肠燥而致的便秘，非养血化燥不为功。养血润肠是增液行舟的方法，虽不是立即起泻下作用，但疗效是可靠的。应用本方不宜与黄连、黄芩、苍白术、黄柏、厚朴等苦寒涩肠燥湿之剂同用，否则会影响药效。气虚及湿热挟滞的大便秘结，非本方所宜。

润肠通便方（石学敏方）

【组成】火麻仁 13g，白术 30～50g，杏仁 13g，决明子 13g，番泻叶 4g。

【用法】水煎服，每日 1 剂，每日 2 次，早、晚各服 1 次。

【功效】润肠健脾通便。适用于习惯性便秘。

【方解】中医认为此病主要原因为脾阳虚萎，脾虚不能为胃行生津液，胃失和降，糟粕运输失常，于是积滞久停肠内而成此症。浊阴不降，清阳不升，津液不生、糟粕内停，腑气不通则头晕乏力，食少纳呆，腹胀不休。脾为阴土，宜健宜升；胃为阳土，宜通宜降。多数人认为白术性温生燥，对大便秘结不敢妄用，根据笔者体会：小剂量白术则健脾止泻，大剂量治脾阳不足便秘。《本草正义》说："白术富有膏脂，故苦温能燥，亦能滋润津液……万无伤阴之虞。"认为白术有健脾益气、通利水道、活血化瘀的功用。中医认为，习惯性便秘，久秘必伤气，故用白术健脾益气而滋润为主药，因肺与大肠相表里，故用杏仁开肺润通；决明子、火麻仁润肠通腑；加入小剂量番泻叶通下，推动糟粕向下运行。如此脾气振奋，津液输布正常，健运通下，则便秘自愈。

【验案】常某，女，75 岁，1963 年 11 月 29 日来医院就诊。多年以来，大便干结，多为球状，每 3～5 日 1 次，常服养阴润肠药。最近大便仍干结，小腹不适，睡眠不实，易惊醒。脉右沉细涩，左沉弦细微数；舌正无苔。由肠液不足，转输力弱，非火结之症；治则滋肝脾，益肾气，润肠。投上方，连服 5 剂。1963 年 12 月 6 日复诊：药后大便已不干，但次数较多，自觉通畅舒适，无其他不适感，食纳佳。脉右转沉滑，左沉细；舌如前。原方续服，2 天 1 剂，再服 5 剂。同时，原方加茯苓 7g，法半夏 6g，陈皮 3.5g，以 10 倍量浓煎 3 次，再浓缩，酌量加蜜，收为清膏，每早、晚各服 7g，开水冲服。1963 年 12 月 27 日，三诊：自觉服膏子药不如汤药力大，大便同前。脉正常，舌淡无苔。续服膏子药，可加大剂量。在原基础上，再加 1 匙药膏和 1 匙蜜，续服。1964 年 2 月 15 日四诊：病情续减。脉、舌无大变化。前方去决明子，煎服法同前，连服 5 剂，逐渐恢复。

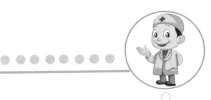

☯ 滑肠通便方（张倩方）

【组成】化橘红 13g，茯苓 13g，钩藤 10～16g，伏龙肝 10～16g，炙甘草 6～13g。

【用法】水煎服，每日 1 剂，每日 2 次，早、晚各服 1 次。

【功效】和胃平肝，润肠通便。适用于老人、小儿及体弱之人长期便秘、习惯性便秘。还可用于治疗小儿肠梗阻。

【方解】滑肠通便方治疗习惯性便秘，乃老中医家传秘方，另外还可以治疗小儿肠梗阻。此即"塞因塞用"之法。方中钩藤、伏龙肝为

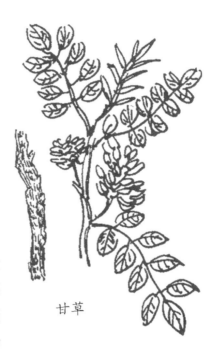

甘草

主药。钩藤有清热平肝、定搐镇惊、止痛通经、通便滑肠作用。伏龙肝和血止呕，配钩藤有泻下通便、软化粪块作用。茯苓、化橘红、甘草有加强脾胃运转作用。诸药配合具平肝和胃、通便润肠之功。适应各种便秘。

【加减】实热重者，脾虚胃弱者，加建曲 13g，焦山楂 13g；加青黛 3～6g，瓜蒌 16g；气积壅滞者，加丁香 6g，藿香 13g；肝郁气滞者，加草豆蔻 6～7g，丁香 1.5～4g，乌药 13g；便秘日久不愈、伴有阴虚者，加麦冬 13g、白茅根 13g；再不通者，加赤石脂 10～16g。

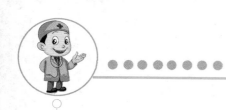

☯ 何首乌润肠方（王樟连方）

【组成】桑椹子 16g，肉苁蓉 28g，何首乌 28g，黄芪 18g，白术 18g，当归 18g，生地黄 18g，桃仁 11g，郁李仁 11g，枳壳 11g，紫菀 11g，枇杷叶 16g。

【用法】水煎服，每日 1 剂，每日 2 次，早、晚各服 1 次。

【功效】适用于习惯性便秘。

【方解】本方主治热结阴亏，燥屎不行之证。温热之邪，最易伤津耗液，热结胃肠，津液被灼，肠腑失调，传导失常，故燥屎不行。燥屎不行，邪热愈盛，阴津渐竭，故肠中燥屎虽用下法而不通，此即《温病条辨》中的津液不足，无水舟停之证。口干舌燥，舌红苔黄，乃热伤津亏之证。根据以上病机，治当滋阴增液，泄热通便。方中重用何首乌为君，滋阴泄热通便，桑椹子、肉苁蓉为臣，滋阴生津，君臣相合，即增液汤，功能滋阴清热，增液通便；桃仁、枇杷叶、白术泄热通便、软坚润燥。

【加减】①头晕耳鸣，腰膝酸软，加枸杞子、当归、山茱萸、牛膝补益肝肾；②面色白，气短，纳差，加太子参、土党参、山药、鸡内金健脾助运；③心烦口干，失眠多梦，加玄参、炒酸枣仁、大枣、首乌藤、麻仁养阴润燥，除烦安神；④恶寒肢冷，喜静恶动，加熟附子、高良姜、肉桂温中扶阳通便；⑤左下腹痛甚，得矢气则舒，加延胡索、炒川楝子、沉香理气止痛；⑥两胁胀满，嗳气易怒，加佛手、郁金、川贝母疏肝解郁；⑦胃火炽盛，口苦苔黄，加熟大黄、枳实、炒莱菔子通腑导滞；⑧痰湿较盛，咳嗽脘痞，去肉苁蓉、生地黄，加半夏、茯苓、陈皮化痰祛湿；⑨冠心病，加丹参、川芎、瓜蒌、薤白活血化瘀，宽胸降浊；⑩血压

胃肠病 传承老药方

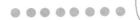

高，加赭石、石决明、夏枯草平肝潜阳；⑪血脂高，加山楂、决明子、丹参通脉降脂。

【验案】申某，女，34岁，营业员，1959年5月5日来医院就诊。患者大便秘结6年，常4～5天大便1次，干而难解，时用手抠。时有口干、口渴，不欲饮，食欲差，夜间下腹发胀，有时阵发性眩晕、恶心、泛酸。查面色正常，舌质红、苔薄黄，脉弦细。此乃肾阴不足，肝阳偏盛，脾胃蕴热所致。治以滋肾平肝，润肠通便，清理脾胃。投以上方，加石决明46g，天麻11g，菊花7g，桑叶11g，乌贼骨16g，竹茹16g。半年后随访：共服15剂，痊愈。

【按语】中医认为习惯性便秘其本为脾肾俱虚，其标为湿浊停结。治疗当以扶脾滋肾、推陈出新为基本治法，并应权衡标本轻重而斟酌用药。标实较重，湿浊壅结之象明显，而脾肾亏虚不著时，当重在疏导肠腑，酌用扶脾滋肾；久病虚象渐显，方可直用滋肾扶脾，稍佐疏化气机。总以扶正祛邪为原则。本方疏理气机要以宣畅肺胃为要点，肺胃升降调达，则肠道自然滑利，此开上窍以通下窍之法，决非简单之润下泄通可比。润下泄通虽可图一时之快，但只会越通越秘，不利于从根本上解决问题。实践证明，习惯性便秘无论何种证型，治疗时适当加用宣畅肺胃、旋转气机之品，确能起到增强肠蠕动、调整胃肠功能紊乱之作用，往往可收事半功倍之效。

☯ 养血润肠丸（韦立仁方）

【组成】当归15～18g，熟地黄（或生、熟地黄同用）30～45g，白芍（或赤白芍同用）11g，川芎7g，火麻仁18g，杏仁7g，枳壳10～11g，厚朴10～11g，大黄（后下）5～10g，柴胡

（或改用秦艽）6～7g，甘草6g。

【用法】水煎服，每日1剂，每天2次，早、晚各服1次。

【功效】适用于气滞血虚之顽固性便秘。

【方解】本方以大量地黄、当归益阴润肠养血；川芎、白芍和营活血；杏仁、麻仁利肺下气、润肠通便；大黄化瘀润肠；枳壳、厚朴、柴胡理气除胀解郁；甘草益气和中。以枳壳、厚朴、柴胡等理气解郁药同地黄、当归等养血药相伍，则补中有疏，相得益彰。用于血虚气滞之顽固性便秘，是为有效良方。

【加减】肝阳偏旺者加草决明28g；肾虚明显者加肉苁蓉15～18g；血瘀较明显者加桃仁；血虚体弱者熟地黄、当归用大量；肝郁气滞较明显者，枳壳、厚朴用大量，或再加砂仁。

【验案】杨某，男，73岁，退休干部，1991年5月14日来医院就诊。患者便秘近10年，最近加重5～7天一行，便时费力，便后常带血，服西药只解燃眉之急。遂来求治刻诊：形体瘦弱，头晕耳鸣，腰膝酸软，口燥咽干，不易多饮，腹胀纳呆，倦怠乏力，心烦少寐，大便已6天未解，小便涩少。舌红少津，脉细弱略数，尺部尤沉。辨证：阴亏失润，气虚不运。治则补肾滋阴，健脾益气。投上方加味，每日1剂，水煎，分2次服。同时按摩处以耳压法，选大肠、便秘点、直肠下段、肺、脾、肾等穴。治疗当日晚即解大便，但仍较干涩。服药7剂、耳压2次后告知，大便2天一行，先干后软，腹胀大大减轻。原方增减再服12剂，耳压2次，大便每日1次，质量正常，易于排出，诸症皆减。随访半年未见复发。

☯ 健脾润肠方（杨道银方）

【组成】火麻仁、杏仁、决明子各13g，白术30～50g，番泻

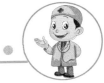

叶 4g。

【用法】水煎服，每日 1 剂，每日服 3 次。饭后服。

【功效】润肠健脾通便。适用于习惯性便秘。

【方解】老年便秘一症，中医临床多见，其原因多种多样，发病因素亦错综复杂。中医分为风秘，冷秘，热秘，虚秘等症。治疗当审证求因才能

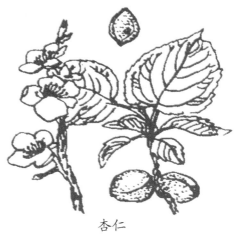

杏仁

收到疗效。笔者认为此病主要原因为脾阳已虚，脾虚不能为胃行生育津液，胃失和降，糟粕运转失常，于是久停肠内而成此症。如若浊阴不降，清阳不升，食少纳呆，腹胀不休。脾为阴土，宜升宜健；胃为阳土，宜通宜降。故用白术益气健脾而滋润为主药，因肺与大肠相有里，故用杏仁开肺润通；决明子、火麻仁润肠通腑；加入小剂量番泻叶通下，推动糟粕向下运行。如此脾气振奋，津液输布正常，健运通下，则便秘自愈。

【验案】刘某，女，28 岁，1989 年 10 月 8 日来医院就诊。患者自诉产后 1 个月，由于情志不遂，致大便难下，3～4 天一行，入厕大便乏力，曾口服果导片、蜂蜜等治疗，效果不佳，且逐渐加重。现产后 3 个月，大便秘结且带血，4～5 天一行，伴乏力、口干。舌淡，苔白，脉细。杨道银采用养阴益气、通便润肠法，方用上方。服药 3 剂，效果不显著。大师思无微不至再三，该患者便秘发于产后，又有肝郁病史，日久不愈。是否与淤血阴于肠络有关？遂在上方中加入乳香、没药以活血化瘀，服药 3 剂，病显示转机，大便已不带血，且解时不觉费力，又服 4 剂，大便每日 1 次，已不干。继服 5 剂以巩固疗效。

【按语】健脾润肠方最妙之处在重用白术，多数人认为白术性温且燥，对大便秘结之症不敢妄用，根据体会：小剂量白术则止泻健脾，大剂量治脾阳不足以致便秘。中医《本草正义》说："白术富有膏脂，故苦温能燥，亦能滋润津液……万无伤阴之虞"，认为白术有健脾益气，通水利道，活血化瘀的功用。习惯性便秘，久秘必伤气。故重用白术健脾益气滋润津液，自然效如桴鼓。

白术通结汤（焦良山方）

【组成】枳壳 13g，白术、苍术各 28g，肉苁蓉 18g。

【用法】先将药物浸泡 30 分钟，每剂煎 2 次，每次慢火煎 50 分钟，将 2 次煎出的药液混合。每日 1 剂，1 次温服。

【功效】调中通便润肠。适用于各种便秘（虚秘），如习惯性便秘、全身虚弱致排便动力减弱引起的便秘等。

【方解】白术通结汤方用大剂量苍术、白术补脾健脾，生布津液；肉苁蓉养血滑肠；枳壳调畅气机，以助大肠推动之力，故可用于各种虚秘。中医根据《伤寒论》174 条"伤寒八九日，风湿相搏，身体痛烦，不能自转侧，不呕不渴，脉浮虚而涩者，桂枝附子汤主之。若其人大便硬、小便自利者，去桂加白术汤主之。"以大剂量白术（可用至 60g）治疗各种便秘，均有良好的通便作用，能使干燥坚硬的大便变润变软，容易排出，并不引起腹泻。根据现代药理研究，白术有"促进肠胃分泌的作用"，"使胃肠分泌旺盛，蠕动增速。"这可能就是白术通便作用的机制作用。

【附记】患者服药后宜多饮开水，一般 8～14 小时即可通便。用此方必须足药量，并掌握好煎法与服法，均可获效。但对热病

胃肠病 传承老药方

引起的大便不通（实证），不宜使用。对老年体盛者可加黄芪18g，合并痔疮者可加生地黄28g，小儿用量可按岁数递减。

【验案】席某，男，59岁，1987年4月18日来医院就诊。3年来大便经常秘结不通，排便时间延长，或有便意而排便困难常每3～6天1次。长期借助酚酞、"苏打"、大黄、番泻叶、麻仁丸等药导泻，随治随愈，随愈随发。近又便秘5天，饮食尚可，肚子胀，夜尿多。患者精神萎靡，形寒肢冷，舌苔滑润，脉弱。中医辨证此乃肾阴虚无以温煦四肢百骸，故形寒肢冷，亦无以温运脾胃大肠，致运化传导功能障碍，诱发习惯性便秘。治则温补肾阳，泻下导滞。采用上方，水煎温服。服1剂，结粪排出。又服3剂，便已畅通，每日1行，四肢转温，精神转佳。后服"仙人粥（何首乌30g，煎取浓汁，去渣，再用何首乌汁同大米50g、大枣8枚入砂锅，加水熬粥，服时加少许蜂蜜调味，此为1次服用量）早、晚各1次，连服1个月，调治而愈。随访半年，未复发。

☯ 泻热通便胶丸（李现林方）

【组成】芦荟数枚。

【用法】研细末，装在8枚空心胶囊内。成人每次用温开水吞服3枚，每日2次。小孩每服1枚，每日2次。如无胶囊装药末，亦可用白糖温开水吞服，成人每次2～4g，小孩每次1g。

【功效】通便泻热。适用于习惯性便秘，热结便秘。

【方解】方中芦荟性味苦寒，有通便清热，凉肝，杀虫之作用，对肝经实火而兼大便秘结者，尤为有效。《医学广笔记》谓之"更衣丸"。由芦荟、朱砂组成，治肠中干燥，便秘。此方即由更衣丸去朱砂而成，中医认为："较原方更为简便，减小监制之繁。"

又说"予集六十年之临证感受，尝苦泻下剂缺乏实效，大黄、芒硝服后多感腹痛，效亦难必。自拟芦荟丸方，经治男女老小不下数十人，凡津血亏损，便如羊屎马粪者，服之无不应手而下，诚便秘良方也，故敢录之以告来者。"但阳虚气弱者忌用。

【验案】宋某，女，41岁，工人，1986年3月16日来医院就诊。患者大便秘结半个月，2～3天一行。伴头晕、心悸，舌淡、苔白滑，口干不欲饮，食欲缺乏，周身轻度浮肿，小便短少。曾服清热滋阴通便之品，便秘益甚。脉沉弦。中医辨为脾虚水停证。治当温阳健脾，利水行津。拟本方治疗。2剂心悸、头晕减轻，但仍大便秘结，故于上方桂枝增至11g，助阳消阴，再服2剂则大便自下，小便增多，后仍以上方续服4剂而愈。

☯ 补气养血汤（刘红丽方）

【组成】芒硝7g，大黄7g，枳实7g，厚朴11g，甘草6g，人参6g，当归7g。

【用法】上药加桔梗4g，生姜3片，大枣2枚，水煎，芒硝溶服。每日1剂，服2次。

【功效】补养气血，泻热通便。适用于阳明腑实而又气血不足之证。自利清水，色纯清，或大便秘结，硬痛拒按，脘腹胀满，身热口渴，神倦少气，谵语甚或循衣撮空，神昏肢厥，舌苔焦黄或焦黑，脉虚。

【方解】补气养血汤方以大黄、芒硝、枳实、厚朴（即大承气汤）泻火通便，荡涤肠胃实热积滞以攻邪；当归、人参、甘草养血益气，化燥通便，顾护正气。合而用之，有扶正以祛邪，攻下不伤正之妙。重加桔梗开宣肺气，宣通肠腑，为欲降先升之意；生姜、大枣和胃补中，扶其胃气；甘草兼能调和诸药。合而成方，共成泻热通便，养血补气，扶正攻下之剂，洵为邪正合治之良方。

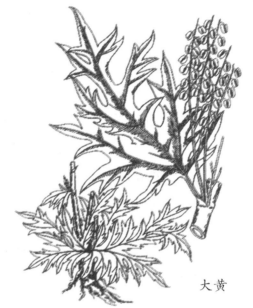

大黄

【加减】本方为攻补兼施的代表方剂，临床以大便秘结，或自利清水，脘腹胀满，神倦少气，舌苔焦黄，脉虚为证治要点。适用于阳明腑实而又气血不足之证。原书注云："老年气血虚者，去芒硝。"

【按语】此方原治热结旁流而气血耗伤者，后世用治温疫病应下失下，邪实而又气血俱虚，或素体气血俱损，而患里热腑实之证。当此之时，不攻则不能去其实，不补则无以救其虚，用药组方必须虚实两顾，攻补兼施。故以除热通便，补气益血立法。

☯ 滋阴增液汤（周彩云方）

【组成】麦冬 24g，玄参 28g，细生地黄 24g，大黄 7g，芒硝 6g。

【用法】水煎服，每日1剂，每日2次，早、晚各服1次。

【功效】泻热通便，滋阴增液。适用于阳明温病，热结阴亏证。燥屎不行，脘腹胀满，下之不通，口干唇燥，舌苔薄黄或焦黄而干，脉细数。

【方解】本方以大剂生地黄、玄参、麦冬增液滋阴为先，增水以行其舟；再配以大黄、芒硝泻热通便，软坚润燥。诸药合用，使阴液得复，燥屎得下，热结可除。正如吴瑭所说："此方妙在寓泻于补，以补药之体，作泻药之用，既可攻实，又可防虚。"

【验案】陈某，女，57 岁。患大便干结 3 年，每 3～6 天一行，左下腹疼痛，伴腹内时有包块 2 个月。多方求医不见有效，1 个月前曾在河南省人民医院治疗，诊为先天性结肠过长。建议手术治疗，患者因惧怕手术，而于 1990 年 1 月 27 日求中医诊治。症见：痛苦面容，体形肥胖，腹胀，不思饮食，左下腹触及 3cm×4cm×2cm 椭圆形包块，质中等，不活动。隔 3～4 天大便 1 次，便时蹲厕半小时方能解净，大便燥而硬结，有如羊屎，便后疲惫不堪，舌淡、苔薄白，大汗淋漓，汗出肢冷。脉弦大而紧。用基本方加炮姜、制附子各 6g，肉苁蓉、枸杞子各 16g。水煎分 2 次温服，每日 1 剂。服药 3 剂后解大便 1 次，约半盆。患者先硬而后溏，腹痛减，包块消失。继服上药 10 剂，大便正常，隔日 1 行，饮食增加，精神佳，诸症消失，至今未发。

【按语】滋阴承气汤适用于热结阴亏，燥屎难下之证。多由阳明温病，热结于肠胃，津液损受灼，或素体阴津亏虚，又患温病，更伤津液所致。吴鞠通概之为"津液不足，无水舟停"。本病证既以津液枯竭为主，故虽用攻下，但无水舟停，大便仍闭结不通，反致邪热愈盛。当以滋阴增液，泄热通便为法。

🜛 行气通便丸（朱晓鸣方）

【组成】芍药 250g，麻子仁 500g，炙枳实 250g，大黄 500g，厚朴 250g，杏仁 250g。

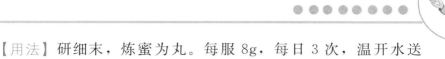

【用法】研细末，炼蜜为丸。每服 8g，每日 3 次，温开水送服。亦可作汤剂，用量按原方比例酌减。

【功效】行气通便，润肠泻热。适用于大便干结，小便频数。

【方解】本方所治之证，是因肠胃燥热，津液不足，肠失濡润所致。根据"燥者润之""留者攻之"的原则，治当润肠泻实以通便。

行气通便丸系由小承气汤加麻子仁、杏仁、白芍、蜂蜜组成。方中麻子仁质润多脂，滑肠通便，为君药。大黄性寒泻热通便，杏仁、芍药降气润肠，养阴和里，共为臣药。佐以枳实、厚朴行气破结，合大黄即小承气汤之组合，以轻下热结，除胃燥肠热。蜂蜜甘以缓之，既助麻子仁润燥通便，又可缓和小承气汤攻下之力，使之下不伤正，为佐使药。诸药合用，泻而不峻，润而不腻，共奏润肠通便之功。本方虽以润肠与泻下并举，但总以润肠缓下为主。

【加减】本方为润肠缓下之剂，适用于脾约便秘证，肠胃燥热。临床以大便秘结，小便频数为证治要点。

若大便干结而坚硬者，宜加芒硝以软坚散结，泻热通便；如口干舌燥，津液耗伤者，可加生地黄、天冬、玄参、石斛之类以增液通便；如痔疮便血，可加槐花、地榆以清肠止血。

【验案】李某，女，63 岁，1992 年 10 月 8 日来医院就诊。自 2 年前起出现便秘，大便 3～5 天 1 次，干硬难解，用开塞露当时有效，过后复发，服大黄片、番泻叶等，服入即吐，因而来求中医诊治。症见形体消瘦，自觉食欲减退，食后腹胀、嗳气，舌淡红、苔黄厚，口干舌燥，脉滑数。西医诊断为习惯性便秘。中医诊为便秘（肠燥津枯，气血亏损）。用本方，每日 1 剂。连服 5

天，每天可大便 1 次，排便顺畅，自觉食欲增进，疲倦减轻，腹胀消失，效不更方。如此调理 4 个疗程，停药 8 周后，大便仍可维持每日 1 次，为软条状便，无不适感。随访半年无复发。

☯ 补肾益精汤（刘国庆方）

【组成】牛膝 6g，当归 9～16g，肉苁蓉 6～7g，泽泻 4.5g，升麻 1.5～2.1g 或 4g，枳壳 4g（虚甚者不必用）。

【用法】水煎服，每日 1 剂，每天 2 次，早、晚各服 1 次。

【功效】益精温肾，通便润肠。适用于肾虚便秘。

【方解】补肾益精汤中肉苁蓉甘咸质润，长于益精温肾，润肠通便，为治疗肾虚便秘之要药，为君药。当归润燥补血，滑肠通便；牛膝强腰补肾，性善下行，共为臣药。泽泻入肾泄浊，枳壳下气宽肠，使浊降腑通而大便得下；妙用升麻以升清阳，使浊降清升，降中寓升，相辅相成，以助通便之效，共为佐药。诸药合用，共奏温肾益精，润肠通便之功。

此方用药灵巧，补中有泻，降中寓升，益肝温肾，精血并补，可谓治疗肾虚便秘之妙法。原书还指出"虚甚者，枳壳不必用"，说明行气之品用量宜适度，不可太过，以防损伤正气。

本方温润之中寓有通便之功，服之可使肾复精充，五液并行，开合有序，肠得濡润而大便自调，故方名"济川"。

【加减】临床以大便秘结，小便清长，腰膝酸软，舌淡苔白，脉沉迟为证治要点。本方适用于肾阳不足，精津亏虚之便秘证。

如气虚者，可加人参；肾精虚者，加熟地黄；虚甚者，可去枳壳。

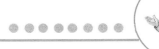

【验案】何某，女，76岁，退休工人，1989年9月7日来医院就诊。7年前患者经西医检查确诊为冠心病、动脉硬化，经治疗症情稳定。但随后则大便习惯改变而渐见涩滞。约近2年来便秘已深，常逾周旬方得一解，但所触性状如常，纳食减少。求中医诊治，察其体态丰腴，面色红润。见其舌脉基本正常。乃思证属痰浊暗客而遏阻腑气，遂以化痰下气，佐以益津补肾法试之。服上方5剂后，小腹里得转气而时鸣响，胃纳稍增。乃上方加生何首乌18g。再服7剂后，大便已可3天一解。复处二诊方，服至32剂后患者告知：大便喜见，日通，且高脂血症也见缓解。念其年高脾弱，正难速复，余邪残伏，乃嘱其平时泡饮生白术、陈皮、姜半夏、紫苏子、莱菔子5味以杜宿根。

☯ 活血润肠汤（康红霞方）

【组成】当归16g，生、熟地黄各13g，桃红各13g，升麻6g，炙甘草6g，炒槟榔13g，火麻仁16g，熟大黄13g。

【用法】水煎服，每日1剂，每天2次，早、晚各服1次。

【功效】活血润肠。适用于肠燥便秘。大便干燥不畅3日一行，甚者干结如羊粪，伴有呕吐，吐出不消化之物，吐后为快。苔白腻，脉弦。

【方解】方中当归，生、熟地黄养血润燥；桃仁、红花祛瘀活血；升麻生清；槟榔降浊；甘草和中益气；大黄、麻仁加强活血化瘀，润肠通便之力。全方有活血通便，润肠化瘀之功。

【加减】幽门不全梗阻者加三七、路路通、丹参；癌症患者加土鳖虫。

【验案】柴某，男，59岁，工人，近3个月大便干燥不畅，每3～5日一行，甚者干结硬如羊粪，伴有呕吐，吐出不消化之物，吐后为快。患者营养不良，体型消瘦，面色无华，苔白腻脉弦。此属反胃，瘀血内阻，阴津不得下润大肠，故腑气不行，大便干结难下，治则活血润燥，用当归润肠汤。生、熟地黄各13g，当归16g，桃红各13g，升麻6g，

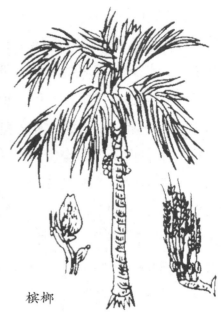

槟榔

炙甘草6g，炒槟榔13g，火麻仁16g，熟大黄13g。水煎服，1日1剂，共5剂。服用3剂后大便通畅，食后不再呕吐，厚腻苔减退，又服用5剂，改用丸剂调理善后。

【按语】便秘大体属中医"反胃"范畴，发病原因在于瘀血内阻，胃气不得下降，阴津不得润肠，故腑气不行，大便干结难下，中医治则活血润燥，用当归润肠汤有效。中医理论认为，六腑以通为顺，由于幽门不通，浊气不得下降，致使大便艰难不行，还会引起胃气上逆而反胃，故方中用二地、当归身养血润燥，桃仁、红花祛瘀活血，升麻升清，槟榔降浊，甘草和中益气，再加大黄、火麻仁，其活血化瘀，润肠通便之力更强，使淤血去幽门通，清升浊降，吐逆便秘自然蠲除。

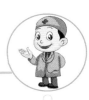

补血益气汤加减（张昱方）

【组成】党参 23g，生黄芪 28g，肉苁蓉 16g，陈皮 6g，升麻 4g，柴胡、白术、当归、杏仁、阿胶（烊）、枳壳各 13g。

【用法】药用水浸泡 30 分钟，煎 30 分钟，每剂煎 2 次，将所得药液混合。每日 1 剂，分 2 次温服。

【功效】润燥通便，补益气血。服用本方时，忌食辛辣之品。脾胃虚弱，血虚津亏便秘。症见面色萎黄，体倦乏力，饮食不思，常感头晕，气短乏力，自汗时作，大便 6～7 天一解，便后肛门下坠。舌胖、质淡苔薄白，脉细弦。

【方解】便秘多为饮食不节，脾胃干燥，运行无力，气血生化无源，气虚则大肠传送无力，血虚则津少不能滋润肠道，以致大便秘结。用补血益气汤加阿胶养血润燥，加肉苁蓉通便润肠，枳壳理气和中，杏仁宣肺润肠。药证相符，而获效也。

【加减】虚寒甚，加肉苁蓉；阴津不足者，加阿胶、当归、火麻仁。

【验案】钱某，男，52 岁。教师。2002 年 2 月 10 日来医院就诊。患者因饮食不节，用燥热食物过多，渐至大便秘结，排便不畅，便如球状，硬如核核，常以润肠通便之剂（麻仁丸、通便灵胶囊等）治疗 5 年，症状如初，深以为苦。诊见：面色微黄，体倦乏力，饮食不思，常感头晕，气短乏力，自汗时作，大便5～6 天一解，便后肛门疼痛不已。察其舌胖、质淡苔薄白，脉细弦。证属脾胃虚弱，生化不足，血虚津亏。治从补益气血，润燥通便。方用补中益气汤加减：生黄芪 28g，党参 23g，肉苁蓉 16g，陈皮

6g，升麻 4g，柴胡、白术、当归、杏仁、阿胶（烊）、枳壳各 13g。7 剂。常规煎服，每日 1 剂。服后便秘及诸症大减，后守法再进，治疗月余后，便通症除。

【按语】补中益气汤出自《脾胃论》，历来被推崇为补中益气的代表方，临床应用广泛。

☯ 补气益脾汤（吴生元方）

【组成】当归 28g，茯苓 28g，桂枝 28g，生姜 16g，炙甘草 13g，制附子 10g。

【用法】药用水浸泡 30 分钟，先煎制附子 30 分钟，再与余药共煎 30 分钟，每剂煎 2 次，将所得药液混合。每日 1 剂，分 2 次温服。服用本方时，忌食辛辣之品。

【功效】温阳化气，补益气脾。适用于心脾阳虚证便秘，胸闷乏力，症见气短，不欲进食，舌淡，齿痕明显，脉沉弱。

【方解】方中茯苓为君而益津和中；甘草为臣辅之；以桂枝为佐，生姜为使，两者之辛而固卫气；当归补血润肠；附子壮阳健脾。诸药合力共奏殊功。

【加减】便秘甚者，加番泻叶；水肿甚者，加黄芪；寒象甚者，加附子、肉苁蓉。

【验案】金某，女，76 岁，大庆市人，2001 年 7 月 30 日来医院就诊，患者便秘 15 余年，水肿、心悸 5 余年，加重 2 周。30 余年前因生活操劳、作息不规律引起便秘，便如球状，硬如枣核，自认为是正常现象未在意，以后逐渐形成习惯性便秘，一般 5～7 天，长则 10 天以上 1 次。10 余年前因劳累、心情不畅出现双下肢水肿、心悸，随劳动、活动量大小加重或减轻，经省级医院诊为冠心病。2 周前因家中事物、不欲进食而至今未大便，心悸加重，常觉气短，胸闷乏力，双腿沉重，行走困难。伴颜面发紧，双手胀痛，饮食减少。身体略瘦，颜面虚浮，面色晦黯，双手不温，微肿。唇舌淡，齿痕明显，脉沉弱。中医诊断：便秘、心悸、水肿，证属心脾两虚，治则补益心脾，温阳化气。处方：茯苓 28g，当归 28g，桂枝 28g，生姜 16g，炙甘草 13g，制附子 10g，番泻叶代茶，便通为度。7 剂，每日 1 剂，水煎温服，每日 3 次。2001 年 8 月 6 日二诊：水肿、心悸明显减轻，服药当天大便，至今大便 3 次。自觉面色好转，饮食量增，能做轻微家务。唇舌淡红，脉沉。调方：茯苓 28g，当归 28g，桂枝 28g，生姜 10g，炙甘草 6g，制附子 6g，大黄 6g。7 剂，每日 1 剂，水煎温服，每日 3 次。2001 年 8 月 13 日三诊：大便每日 1 次，心悸胸闷气短消失，饮食正常。除行走时间长踝部稍见浮肿外，余无不适。继服 7 剂，10 天服完停药。嘱平时常食鲫鱼汤。同年 12 月份随访，未再复发。

【按语】本案便秘既有共性又有个性，其个性在于患者年事高，疾病症状多。便秘、心悸，水肿，证候不同，机制则一，均由心脾阳虚、温运失职，而致肠失传导，胸阳不振，水邪泛滥，故用茯苓甘草汤为主调治，加当归补血并润肠，现代药理研究证明其能纠正心肌缺血；加附子壮元阳以温脾阳，加番泻叶代茶以利年高病体较快起效。以此扶正祛邪兼顾，脏腑同调，刚柔并进，而收良效。

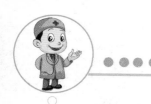

加味半夏汤（许建安方）

【组成】半复 16g，陈皮 16g，茯苓 16g，甘草 6g，枳实 13g，槟榔 7g，白术 16g，柴胡 13g，白芍 13g。

【用法】药用水浸泡 30 分钟，煎 30 分钟，每剂煎 2 次，将所得药液混合。每日 1 剂，分 2 次温服。服用本方时，忌食辛辣之品。

【功效】通便润肠。适用于痰湿阻滞之便秘。症见大便黏腻不爽，素喜食肥厚油腻，里急后重感，形体肥胖，舌淡黯，苔厚腻，脉弦滑。

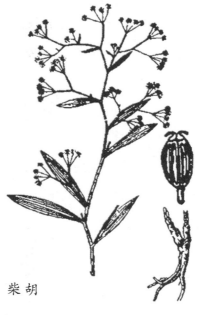

柴胡

【方解】全方润燥化痰，理气和中。方以半夏为君，取其辛温性燥，最善燥湿化痰，且能降逆和胃而止呕；以陈皮为臣，理气燥湿，使气顺而痰消。佐以茯苓健脾渗湿，脾湿无所聚，则痰无由升，是兼顾其本之发；枳实、白术、白芍和中益气，既可制半夏之毒，且能助半夏、陈皮行气消痰；以甘草调和诸药，兼可润肺和中，共奏燥湿化痰理气和中之效。

【加减】湿热甚者，加味黄芩、通草、厚朴；气虚甚者，加柴明、升麻、人参适量。

【验案】邢某，男，77 岁。来医院就诊：2003 年 5 月 18 日。患有习惯性便秘史 15 余年，排便困难，每 6～7 天 1 次，大便时干结时质软；有便意时，多有腹部胀痛，呈里急后重之象，而临厕量少。大便色泽正常，无脓血便。患者形体肥胖，平素喜食肥腻，近年来排便困难、易激动。患者来本院就诊前曾在多家医院诊治，多用麻仁丸、番泻叶或小承气汤、大黄饮子加减组方，短期内疗效尚可，停药后症状没有改善。体检：体胖，面色晦黯，胸胁部有压痛、叩击痛，腹膨隆，左下腹可扪及肠型包块，无压痛，舌苔厚腻，脉弦。中医辨证：痰湿阻滞，通降失常。处方：陈皮 16g，半夏 16g，茯苓 16g，甘草 6g，枳实 13g，槟榔 7g，白术 16g，柴胡 13g，白芍 13g。每日 1 剂，早、晚温服，服 10 剂。二诊，大便 2 天 1 次，通便顺利，体爽，胁腹胀痛消失，苔白腻，脉滑。治守前法，上方去柴胡、白芍，加黄芩 13g，瓜蒌仁 6g，服 7 剂。三诊，大便日 1 次，每日晨解，质软，苔薄，脉细数。患者自觉痊愈，要求出院，医嘱在上方基础上，去枳实、槟榔、黄芩，加大白术剂量至 23g，升麻、柴胡、人参各 13g，服 10 剂。电话随访，通便定时、正常。

【按语】便秘中医虽分实秘、虚秘，但该患者病患已久，身胖体虚，属痰湿阻滞气机，虚实相结。气血不畅，清气不升，浊气不降，肠道动力不足，大肠传导失职，食物残余之积内停而为便秘。肺与大肠相表里，肺热、肺燥与痰湿均移于大肠，导致大肠传导失职亦成便秘。气滞于内，故胸胁痞闷胀痛。脉弦为肝脾不和，舌苔厚腻为内有痰湿，气滞湿阻之象。

☯ 调气和胃汤加味（许振亚方）

【组成】茯苓 28g，党参、白术各 28g，石菖蒲 16g，麦芽 16g，佛手 16g，枳壳 28g。

【用法】药用水浸泡 30 分钟，煎 30 分钟，每剂煎 2 次，将所得药汁混。每日 1 剂，分 2 次温服。服用本方时，忌食辛辣之品。

【功效】调气和胃，健脾促运。适用于证属脾虚不运，气机不畅之便秘。症见：大便秘结，3～5天1次，甚者7～8天1次。头晕纳差，脘腹胀痛，舌淡胖，苔白厚，脉细弱。

【方解】调气和胃汤方用四君子汤益气补脾，枳壳、佛手调气促运，石菖蒲芳香醒脾化浊，麦芽化积消食。诸药合用，寓理气于补益之中，寓调气于健胃之间，共奏健脾促运、和胃调气之效。方中枳壳为运脾调气之关键，临床用此药最大量达80g，该药性味苦、微寒，入肺、脾、肝经，具有导滞行气、宽中理气之功效，既调节脾胃升降，又促进脾胃运化。根据脾运失健的程度，有小、中、大运之分，枳壳分别用量为10～16g，20～28g，35～60g。

【加减】脘胀甚者，加厚朴、木香、枳壳；虚寒明显者，加肉苁蓉；便秘不通甚者，加郁李仁、火麻仁、大黄。

【验案】常某，男，退休工人，71岁，1997年5月17日来医院就诊。患者大便秘结6年，便如羊屎，质硬，色黑，大部分3～5天1次，甚者7～8天1次。患者头晕头脑纳差，脘腹胀痛，舌淡胖，苔白厚，脉细弱。证属脾虚不运，气机不畅。用自拟运脾汤加味。处方：党参、白术各28g，茯苓28g，石菖蒲、麦芽、佛手、肉苁蓉、郁李仁各16g，枳壳28g，大黄1g，甘草6g。水煎服，每天1剂。服3剂后，脘胀减轻，肠鸣漉漉，但大便秘结仍旧，头晕纳差仍在。上方枳壳量增至45g，以行气导滞，白术增至60g，以健脾润肠，继服4剂后大便隔天一行，色黑而干，头晕减轻，纳食渐增。又服6剂，大便正常，色黄便软。再服6剂而愈。

【按语】根据中医理论，脾以运为健、以运为补是对脾胃病治疗的指导思想，以健脾先运脾、运脾必调气为治疗原则创立了运脾汤。

第十六章
直肠脱垂

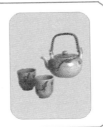

☯ 肝肾阴虚汤（邓伟方）

【组成】猪大肠头 250g，蓖麻子仁 18g。

【用法】上药放砂锅内，加水适量，放火上浇沸后转为文火再煨 2 小时。早、晚服汤，2 天 4 次服完，小儿减量。

【功效】固涩肛门。适用于脱肛。

【方解】方中猪大肠头有润燥、补虚、止渴止血之功效，可用于治疗虚弱口渴、脱肛、痔疮、便血、便秘等症；蓖麻子仁甘，辛，平，有小毒，消肿拔毒，泻下导滞，通络利窍。全方共奏补中益气，润肠化燥之功。

【验案】杨某，女，72 岁，1966 年 10 月 31 日来医院就诊。患者纳食较少，形瘦，营养不良，精神不好，睡眠较差，有时脱肛。脉弦缓，舌正无苔。老年中气不足，肝肾阴虚；治则益中补气，滋肝补肾。用固肠汤方，6 剂，水煎服。药后食纳、精神、睡眠皆好转，体态渐胖，脱肛已基本不犯。六脉缓和，舌正无苔。原方再服 6 剂，以善其后。

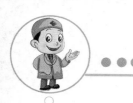

☯ 益气升提汤（王明晨方）

【组成】升麻 6g，黄芪 16g，当归 13g，枳壳 13g，炒淮山药 16g，沙参 16g，麦冬 13g，乌梅 16g，白芍 16g。

【用法】药用水浸泡 30 分钟，再煎煮 30 分钟，每剂煎 2 次，每日 1 剂，将 2 次煎出的药液混合，早、中、晚各服 1 次。

【功效】收敛固涩，益气升提。适用于直肠脱垂。

【方解】全方有补益中气、升提固涩、健脾益气之功效，可消除直肠脱出症状，改善人体自身免疫力。

【加减】若小儿滑泻不禁，可加煨诃子 13g，炙罂粟壳 6g；若久泻虚寒甚者，可加高良姜 4g，附片 6g。

【验案】陈某，男，39 岁，教师。患者自诉 20 年前大便后出现肛门块物脱出，曾到社区医院经多方治疗无效。近年来肛门块物脱出加重，需用手托还纳，严重影响正常生活，患者营养不良，消瘦乏力，食少便溏，曾有十二指肠溃疡病史。舌质淡、苔薄白，脉细无力。蹲下排便时，可见直肠全层脱出于肛外约 6cm，呈圆柱形，黏膜表面有环状皱襞，有血渍，指诊肛门括约肌收缩力减弱。诊断为直肠脱垂（二度）；证属气虚下陷，固摄无权；治以补中健脾、举陷固摄法。予提肛汤 20 剂，每日 1 剂，并配合外敷固脱收敛散。治疗后，患者症状消失，大便无块物脱出，继服原方 10 剂后查：肛门括约肌功能正常，痊愈出院。随访至今无复发。

【按语】脱肛又称直肠脱垂，中医认为其病因中气虚损日久，固摄乏力，提升无力所致。治疗应着重强中益气，佐以升提。益气选用沙参、黄芪，升提以升麻为主，并入少许乌梅以助收敛。

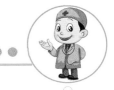

再配合外洗，内外并用，里应外合，效可桴鼓。

升阳举陷方（张蓓莉方）

【组成】升麻 7g，黄芪 16g，五味子 7g，枳壳 6g，柴胡 6g，当归 13g，党参 13g，甘草 6g。

【用法】年龄大者剂量适当增加，水煎服，每日 1 剂，分 2 次服，其药渣加水 150ml 煮沸，趁热熏洗脱出之肠管，每晚 1 次，10 日为 1 疗程。

【功效】升阳举陷，补中益气。适用于脱肛。

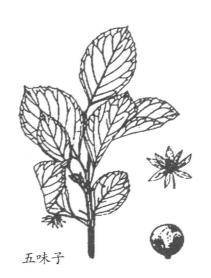

五味子

【方解】方中以黄芪、当归甘温，滋阴补肾补气为主药；辅以党参补肝益脾以补充精血，五味子酸微温补肝肾、涩精气；枳壳甘平、健脾益精；再配少量甘草和中暖胃；佐以柴胡清热敛肠。

【加减】若伴泄泻者，加茯苓 13g，车前子 7g；伴便秘，加火麻仁 13g；肺气虚，加川贝母 13g，桔梗 7g；肾阳虚，加肉苁蓉 13g，五倍子 6g。

【验案】宋某，男，51 岁，司机。曾患慢性咳嗽 8 年，5 年前发生脱肛。初脱仅 1.5cm 左右，可自行回缩。久之逐渐加重，须用手轻按方可纳入，最近肛道及直肠黏膜脱出竟达 6cm 长。充血、肿胀，四周轻度溃疡，色呈紫暗。患者还纳极其困难，行动不便，苦不堪言。多年来曾四处求医而不愈。经服上方 12 剂，已

直肠脱垂

还纳不脱，随访 1 年未复发。

☯ 清热利湿汤（李家庚方）

【组成】方Ⅰ：木通 13g，生地黄 13g，葛根叶 6g，灯心草 3g，甘草 6g。方Ⅱ：白术 13g，黄芪 16g，升麻 13g，柴胡 13g，党参 13g，当归 13g，陈皮 13g，煨诃子 13g，炙甘草 6g。

【用法】每日各 1 剂，上 2 方以水煎，交替服，每日各服 3 次。

【功效】益气举陷，清利湿热。适用于脱肛。

【方解】方Ⅰ中生地黄、葛根叶、木通以清热利湿为主；方Ⅱ中白术、黄芪、党参以益气补中为主。两个药方交替使用，祛邪扶正，标本兼顾，可收良效。

【验案】于某，男，8 岁，学生，1974 年 5 月 10 日来医院就诊。患者半个月前腹泻后脱肛。母亲背来，只见他形体瘦弱，面色萎黄，精神极差，营养不良，少气懒言，肛门直肠脱出约 6cm，颜色鲜红，有黄色黏液附着于上，触之呼痛，前阴红肿，小便短赤。舌质淡，苔薄黄，脉象细数。用脱肛方交替服用 4 剂后，脱肛自行收回，前阴红肿消退，二便正常。

【按语】本病例患者属中气不足，气虚下陷，加上湿热内蕴，下迫大肠之本虚标实证。中医治疗当标本同治，虚实兼顾，内外并进之法。以方Ⅰ清热利湿，用方Ⅱ益气举陷，2 方交替使用，补泻相因，祛邪扶正，标本兼顾，可取速效。

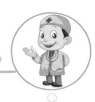

❷ 补肺健脾汤加味（黄廷耀方）

【组成】党参 7g，炙黄芪 13g，五味子、白术、紫菀各 6g，桑白皮、陈皮、柴胡、升麻、炙甘草各 4g。

【用法】水煎服，每日 1 剂，每天 2 次，早、晚各服 1 次。

【功效】健脾补肺升提。适用于直肠脱垂。

【方解】方中用党参代替人参为君药，与人参相比，其气味甘平，力薄而缓，能补气生津，健脾益肺，而无刚燥之弊。臣以黄芪补气升阳；陈皮养阴生津，清心润肺。佐以酸温之五味子敛肺止汗，宁心安神，且可制参、芪温补之偏。诸药配合，既补且清又敛，共奏益气滋阴，养心补肺之功。

【验案】于某，女，8 岁，学生。1987 年 2 月 7 日来医院就诊。患者素体虚弱，精神萎靡，咳嗽月余不愈，便时有异物脱出。来诊时患者面色苍白，气短懒言，咳声低微，纳少，舌淡，脉虚弱。肛检（蹲位）：直肠黏膜呈放射状脱出，色淡红，长约 3cm，触之软。中医辨证属肺脾气虚。治则补肺健脾升提，投上方。水煎服，每日 1 剂。服药 5 剂后，诸症好转；继服 10 剂，咳嗽、脱肛皆愈。

【按语】中医认为小儿脏腑娇嫩，脾肺气弱，易感外邪。若邪盛于肺，咳痰频频，咳急窘迫，逼肠下陷，易成脱肛。治以求本。调补脾肺，佐以升提，可愈此疾。

❷ 五倍提肛合剂（吴华蓉方）

【组成】五倍子、升麻、柴胡、诃子各 13g，枳壳 16g，北黄

直肠脱垂

芪 28g。

【用法】将前 2 次煎液内服，第 3 次煎液至 400ml 倒入瓷盆中趁热熏，待凉洗肛门部，每日 1 剂。5 剂为 1 个疗程。

【功效】举陷益气。适用于直肠脱垂。

【方解】方中五倍子清热泻火生津；柴胡清热凉血、养阴生津；升麻利水渗湿；诃子活血通络、凉血散瘀；北黄芪补中益气、养阴生津；枳壳清心除烦。全方共奏清热益气之功。

【验案】邢某，女，26 岁，教师，1985 年 11 月 29 日来医院就诊。患者肛门有异物脱出感已 1 年。于 1 年前产后月余开始出现肛门有异物脱出，便后可自然回缩。此后逐渐加重为便后不易回纳，且脱出部常常发生糜烂、溃疡、渗液、出血，常感排便不畅。当地医院诊为直肠脱垂（二度）。治疗未效，而来本科就诊。检查：直肠脱出约 6cm，黏膜充血、水肿、糜烂，肛门轻度松弛。诊断：直肠脱垂，二度。投以自拟枳倍提肛合剂内服、外洗。用法：第 1、2 次煎液内服，第 3 次煎液至 600ml 倒入瓷盆中趁热熏，待凉洗肛门部，每日 1 剂，5 剂为 1 个疗程。另可以提肛散外用。处方：蝉蜕 28g，冰片 1g，共研细末。于每次熏洗肛门后，先用棉签在脱垂部涂擦山茶油，再用提肛散均匀撒布之，用纱布敷贴好。治疗 2 个疗程后，症状大减，便秘直肠脱出可自行反纳。续用上述治疗方法 1 个疗程，直肠已不脱出。

【按语】中医治疗此病内外合治，内服药以益气升举，使肠肌肌力增强，回缩有力，外用以解毒敛疡，收效十分显著。

☯ **益复补血散**（汪顶安方）

【组成】当归 13g，黄芪 28g，升麻 6g，五倍子（另包）28g。

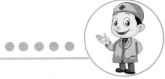

【用法】水煎前 3 味，每日 1 剂，每天 2 次早、晚各 1 次。五倍子煎汤 100ml 外洗，每日 1 剂。

【功效】升阳举陷，益复补血。适用于直肠脱垂。

【方解】方中当归行气解郁、活血止痛；黄芪补气疏肝；升麻疏肝解郁；五倍子清热利湿。四药伍用共奏疏肝解郁、行气活血、缓急止痛之功效，用于治疗肝郁气滞之直肠脱垂。

【验案】高某，男，49 岁，工人，1986 年 5 月 10 日来医院就诊。3 年前患者大便时直肠脱出能自复，未加注意。后经治疗，泄泻虽愈，但脱肛一直未愈，且反复发作，近 3 个月来加重，直肠脱出不能自复。多方求治，均不见效。到医院经多种检查，未发现其他异常体征。观前所服方药皆益气补中汤、大补元煎、养脏汤之类。中医观其人体质消瘦，营养不良，面色萎黄，神疲乏力，气短声微，头晕食减，大便时溏，舌质淡胖，有齿痕，脉弱。前医曾按中气不足、脾肾两虚治之，疗效不佳。按上方服用 8 剂，症状好转，直肠脱出后能自复，但咳嗽用力后，仍有脱出，原方继服 8 剂，诸症消失。随访至今未见复发。

【按语】此病例因其前医按中气不足治之效果不佳，笔者思《丹溪翁传》中治一妇人因气血虚子宫脱垂，中医称："即以黄芪当归之剂，而加升麻举之，仍用皮工之法；以五倍子作汤洗濯，皴其皮，少选，子宫上。"此病与子宫脱垂不同，但病机相同，随效用此法疗之，其症除而愈。

理气除胀汤（程宏刚方）

【组成】苍术炭 6g，青皮炭 6g，血余炭 6g 与禹余粮 13g 同布包，广陈皮炭 6g，白术炭 6g，椿白皮炭 13g，槐花（炒）13g，吴茱萸 6g 与黄连 6g 同炒，葛根炭 13g，地榆（炒）13g，焦薏苡仁 18g，黄芩炭 13g，紫厚朴 6g，炙甘草 4g，苦参 13g。

【用法】水煎服，每日 1 剂，每天 2 次，早、晚各服 1 次。

【功效】除肠热，分清浊。补中气治脱肛。

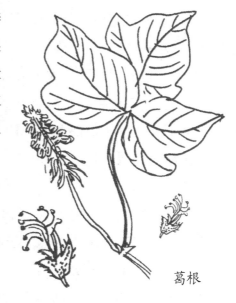

葛根

【方解】理气除胀汤中苍术、白术、苦参、薏苡仁健脾除湿，清利湿热；血余炭、黄芩炭、槐花、地榆清热止血；青皮、陈皮理气补中；葛根升举脾胃之阳。诸药共奏清热除湿止血、祛邪治标之效。

【验案】田某，男，44 岁，农民。前年患痢疾，因之脱肛，迄今已 2 年。大便每日 2 次，溏泻兼有黏液脓样物，经常每便必会脱肛，疼痛，时常出血。腹胀闷，不思食，舌苔黄垢，脉象沉数。中医辨证立法：积热于肠，久痢未愈，苔黄脉数湿热之证。辨之：清阳不升，浊阴不降，中气日虚，脱肛症现。服药 4 剂，大见功效，大便 1 日 1 次，已无脓样溏便，胀闷消，食欲增。脱肛未效，拟补中益气汤治之。处方：醋柴胡 6g，黑升麻 4g，杭白芍 13g，黑荆芥穗 4g，血余炭 13g 与禹余粮 13g 同布包，黄芪 11g，党参 13g，野白术 6g，槐花（炒）13g，广陈皮 4g，地榆（炒）13g，吴茱萸 2g 与黄连 4g 同炒，炙甘草 4g，椿白皮炭 13g，当归身 6g，焦薏苡仁 18g。二诊：服药 6 剂，大便每日 1

次，服药期间脱肛只现 2 次，疼痛大减，食欲增强，拟用丸药巩固。处方：每日早服七宝妙灵丹 1 瓶，晚服补中益气丸 13g。

【按语】中医认为，痢疾病后中气虚损，气虚下陷，固摄失职以致脏器下垂而脱肛；湿热余邪未尽，滞留肠道以致长期溏便兼有黏液脓样物；湿热蕴脾，损伤脉络则出血；故见腹胀闷，不思食，苔黄腻，脉数。证属中气下陷，湿热蕴脾，本虚标实之证。施氏认为湿热下痢乃引起脱肛的重要因素，余邪不清则中气不固。施氏先治标，后治本。即先分清浊除肠热；再补中气治脱肛。

本例患者二诊药后湿热即去，大便正常。则投益气补中汤并黑荆芥穗、血余炭、炒地榆、炒槐花、焦薏苡仁等，调补脾胃、升阳益气与止血清热兼顾。三诊时病情大减，继以丸药扶正为主善其后。本案治分缓急，守法而不拘泥，因病制宜，堪为后学楷模。

☯ 养血活血汤（李俊荣方）

【组成】桂枝 13g，饴糖 28g，白芍 18g，当归 11g，生姜 13g，大枣（擘）4 枚，炙甘草 6g。

【用法】水适量，煎汤过滤去渣，入饴糖烊化，温服，每日 1 剂，服 2 次。甘草洗方：生甘草 28g，用水浓煎，取汁，趁热熏洗患处，每日 1 剂。

【功效】补中益气，润肠。适用于直肠脱垂。

【方解】此病乃肛肠脱出而被风袭，乃中虚而兼邪风，本方借用当归建中汤，重用饴糖 28g 建立中气，以桂枝汤散邪驱风，再加白芍 1 倍除血痹、通经络、止疼痛，加当归活血养血，润肠化燥，以助肛门上收。外用生甘草煎汤熏洗，以增润肠除燥之效，且甘能缓之，可收缓解疼痛之功。

【验案】何某，男，43岁，工人。1951年4月某日就诊。患者2年前有肛脱，均轻微，以手送之即入。昨日下午患者大便时肛门脱出，送之不能入。先以枳壳28g煎汤温服无效，遂往诊。见患者跪伏床榻，不能站立坐卧，肛门脱出约2cm，其色紫黑，干燥无津液，有欲溃之势，频频呼叫，痛苦万状。拟当归建中汤内服，外用甘草洗方。患者用药1日后，病势转轻，2日后则告病愈，后未复发。

【按语】根据中医理论，大肠隶属中焦脾胃，脾胃不足，导致气虚下陷而肛门脱出。因又受风寒邪气之侵袭，致血脉凝滞，气血不通。肛肠失其濡养，遂干燥难收，疼痛难忍。病不因气滞，故服枳壳方无效。

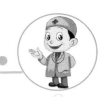

第十七章 痔 疮

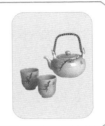

☯ 清热解毒汤（王拥军方）

【组成】桃仁18g，蒲公英、黄柏、牡丹皮、土茯苓各28g，白芷16g。

【用法】加水约2500ml，煮沸后过滤去渣，将药液倒入瓷，趁热先熏后洗，每次15分钟，每日2或3次，每日1剂。

【功效】除湿消肿，清热解毒，凉血散瘀。适用于痔疮。症见红肿热痛，便后出血。

【方解】清热解毒汤方中蒲公英，性苦甘味寒，清热解毒，散结消肿；外洗能治皮肤痈疮肿毒、乳痈。黄柏，性味苦寒，清热燥湿，泻火解毒；能治疮疡肿痛，皮肤湿疹溃烂，及湿热下注之肛门肿痛，白带量多，色黄，味臭，小便灼热疼痛。牡丹皮，味苦辛性微寒，清热凉血、散淤活血；能治痈疡肿毒及热入营血斑疹、出血。土茯苓，性味甘淡平，除湿解毒，通利关节；外用能治湿热疮毒。桃仁，性味苦甘平，活血祛瘀；用于多种血瘀症。白芷，性味辛温，燥湿排脓、止痛消肿；用于疮疡肿毒，能治疗痈疽初起之红肿热痛，尚可治皮肤风湿瘙痒，毒蛇咬伤。诸药合用能消肿清热，止痛散瘀。

☯ 清肠止血散（王福林方）

【组成】侧柏叶、槐花（炒）、荆芥穗、枳壳（炒）各等份。

【用法】将药研末，每次 5g，温开水冲服，也可水煎作汤剂，用量按原方比便酌减，每日 1 剂。

【功效】疏风行气，清肠止血。适用于血色鲜红，肠风下血，来势较急。常见于痔疮下血。

【方解】方中槐花性味苦微寒，凉血止血，清肝火，能治血热出血证，为本方主药。侧柏叶性味苦涩微寒，助槐花凉血止血。荆芥穗性味辛微温，善于疏风理血，与侧柏叶共为辅药。枳壳性味基苦辛微寒，能行气宽中除胀。各药合用，既凉血止血，又疏肠中之风。

【按语】中医称痔疮为"脏毒"，而肛门称之为"魄门"，中医《黄帝内经》云："魄门亦为五脏使"，可见五脏与肛门关系密切，若五脏之火、湿热下移俱可形成痔疮，治疗时对于内痔、外痔发作期，可用外药熏洗，配合地榆槐角丸内服治疗效果更加显著，因此常嘱患者用。

☯ 消肿止痛熏洗方（刘秀梅方）

【组成】苍术、土茯苓、黄柏、生大黄、五倍子各 16g。

【用法】药倒入盆内，加水 1500ml 左右，煎煮半小时。先趁热气盛时熏患处，待水降温后，再坐入盆内浸泡患处，1 日 2 次，每次 20 分钟左右，每剂药可用 2 次。

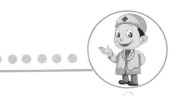

【功效】化瘀活血，消肿止痛。适用于血栓外痔。症见肛周肿块、质硬、色青紫、疼痛剧烈，按之尤甚。

【方解】消肿止痛方中土茯苓，味甘淡性平，除湿解毒，通关利节；能治杨梅毒疮、肢体拘挛，淋浊，带下，湿热疮毒。苍术，味辛性温，健脾燥湿，祛风湿；能治湿滞中焦证、风湿痹证。黄柏，味苦性寒，清热燥

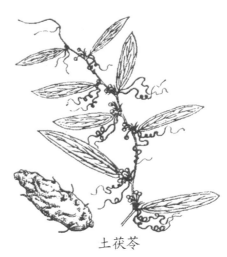

土茯苓

湿，解毒泻火，退热除蒸；能治湿热带下，热淋脚气，泻沥黄疸，疮疡肿痛，湿疹湿疮，阴虚发热，盗汗遗精。大黄，味苦性寒，泻下攻积，泻火清热，止血，解毒，祛淤活血；能治大便秘结，胃肠积滞，血热妄行之吐血，衄血，咯血；火邪上炎所致的目赤、咽喉肿痛、牙龈肿痛等证，以及热毒疮疡，烧烫伤，血瘀证。五倍子，味酸涩性寒，敛肺降火，涩肠止泻，止遗固精，敛汗止血；能治肺虚久咳或肺热痰嗽、久泻、久痢、遗精、滑精、自汗、盗汗、崩漏下血或便血痔血。

☯ 解毒消肿合剂（崔明业方）

【组成】芒硝、五倍子、荆芥、防风、明矾、乌梅、穿心莲各28g。

【用法】将药放清水2000ml，浓煎倒600ml备用。取浓缩液200ml放入开水或温热水800ml搅匀，用热气熏蒸，水温后坐浴

15分钟左右，按上法每天早、中、晚各熏洗1次。

【功效】解毒消肿，收敛止血。适用于痔疮。症见便血、疼痛、水肿、瘙痒。

【方解】解毒消肿方中五倍子，味酸涩性寒，降火敛肺，止泻涩肠，固精止遗，止血敛汗；能治肺虚久咳或肺热痰嗽、久泻、久痢、遗精、滑精、自汗、盗汗、崩漏下血或便血痔血。芒硝，味咸苦性寒，泻下，软坚，清热；能治实热积滞之大便燥结、咽痛、口疮、目赤及痈疮肿痛。荆芥，味辛性微温，发表散风，消疮透疹，炒炭止血；能治外感表证，麻疹布头，风疹瘙痒，疮疡初起兼有表证，吐血下血。防风，味辛甘性微温，发表散风，止痛胜湿，止痉，止泻；能治感冒头痛，风疹瘙痒，风湿痹痛，破伤风证，肝郁侮脾之腹痛泄泻。明矾，味酸性寒，燥湿收敛，止痒杀虫，止血止泻，祛痰开窍。乌梅，味酸涩性平，敛肺止咳，涩肠止泻，安蛔止痛，止渴生津；能治肺虚久咳、久泻、久痢、蛔厥腹痛、呕吐、虚热消渴。穿心莲，味苦性寒，解毒清热，消肿燥湿；可治外感风热，湿病初起，肺热咳嗽，肺痈吐脓，咽喉肿痛，湿热泻痢，热淋涩痛，湿疹瘙痒，痈肿疮毒，蛇虫咬伤。

【提示】本品外用，不可内服。

☯ 清热止痛汤（郭子朋方）

【组成】生大黄18g，苦参、芒硝、白及各28g，红花13g，乳香、没药各6g。

【用法】药用水1200ml煎至800ml，每日坐浴2或3次，每次约30分钟，一般疼痛可在24小时内减轻或消失。

【功效】消肿，止痛，清热。适用于痔疮。

【方解】清热止痛汤方中苦参，味苦性寒，清热除湿，利尿杀虫；能治湿热之泻痢、黄疸尿赤、带下阴痒、湿疹疥癣、小便不利。芒硝，味咸苦性寒，泻下，软坚，清热；能治实热积滞之大便燥结、咽痛、口疮、目赤及痈疮肿痛。白及，味苦涩性寒，止血收敛，生肌消肿；能治内外诸出血证、痈肿、烫伤及手足皲裂、肛裂等。大黄，味苦性寒，泻下攻积，止血，解毒，清热泻火，活血祛瘀；能治胃肠积滞之大便秘结；血热妄行之吐血、衄血、咯血以及火邪上炎所致的目赤、咽喉肿痛、牙龈肿痛等证；热毒疮疡，烧烫伤，血瘀证。红花，味辛性温，通经活血，止痛祛瘀；能治血滞经闭，痛经、产后瘀滞腹痛、心腹瘀痛及跌打损伤；血脉闭塞紫肿疼痛，斑疹色暗。乳香，味辛苦性温，活血止痛行气，生肌消肿；能治外伤科跌打损伤、疮疡痈肿、瘀血阻滞诸痛证。没药，味苦辛性平，止痛活血，生肌消肿；能治外伤科跌打损伤，疮疡痔核肿胀热痛，其色紫黯。

☯ 杀虫止痒汤（孔伟刚方）

【组成】大黄、黄柏、黄芩、薄荷、枳壳各 16g，苦参、金银花藤、五倍子各 28g，明矾、芒硝、艾叶各 18g。

【用法】煎水 1.5L，每日 1 剂，早、晚各 1 次。于温高时熏，待温度适宜时坐浴，时间约为 15 分钟，洗时可稍加按摩。

【功效】收敛止血，清热解毒，消肿止痛，祛腐生肌，杀虫止痒。适用于痔疮（特别是炎性外痔、痔疮脱出水肿者），肛管脱出水肿，肛裂，脱肛，肛门湿疹，肛门瘙痒症及肛门病术后等病。

【方解】方中大黄、黄芩、苦参、金银花藤能清热、祛风、燥湿、解毒、止痒；黄柏能清下焦湿热，对阴道滴虫也有一定的抑制作用；明矾、芒硝外用收敛燥湿止痒。诸药配伍，具有清热利湿，收敛杀虫作用，故对痔疮疗效显著。

【加减】出血加槐花、三七、地榆之类止血；红肿痛多甚风热，则加白芷、桂枝等；水肿严重者加土茯苓；瘙痒严重者则去芒硝、明矾，加蛇床子、地肤子、蝉衣等药。

【附记】本方治疗病例 270 例，其中痊愈 253 例（73.59％），好转 15 例（20.26％），无效 2 例（6.15％）。与对照组高锰酸钾洗液对比，疗效显著优于对照组。

穿心莲汤（岳同军方）

【组成】朴硝、五倍子、荆芥、防风、明矾、乌梅、穿心莲各 28g。

【用法】药加入清水 1000ml，浓煎至 500ml 备用。用时取液 150ml 放入盆内兑开水或温热水 800ml 搅匀，用热气熏蒸，水温后坐浴 20 分钟左右。按上法每日早、中、晚各熏 1 次。血栓性外痔较大者用圆利针刺破。方法是患者取截石位或侧位，充分暴露痔核，用 1‰新洁尔灭液消毒患处后，再用点刺的方法迅速刺入血栓内，用泻法

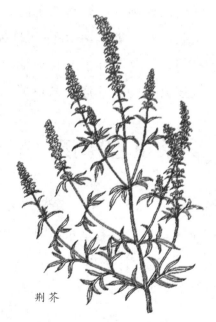

荆芥

使痛感消失后出针，放出瘀血为度，随后用新洁尔灭棉球消毒揉按数下，此法隔日 1 次，1～3 次为 1 个疗程。

【功效】消肿止痛，清热解毒。适用于痔疮。

【方解】全方疏风清热，散寒除湿，止痒杀虫，养血活血，抗

菌抗过敏，调节机体免疫等多重功效，适应于各种原因导致的皮肤炎症，如痤疮、口疮、痔疮、牛皮癣、神经性皮炎、不明原因性瘙痒等。

【附记】用上药治疗痔疮患者 323 例，痊愈 300 例，好转 23 例，总有效率为 100%。其中炎性外痔 200 例，痊愈 100 例，好转 23 例；血栓外痔 42 例，痊愈 38 例，好转 4 例；肛门湿疹 2 例，痊愈 2 例；混合痔 56 例，痊愈 30 例，好转 26 例。

马齿苋汤（范正方方）

【组成】生大黄、生甘草各 13g，蒲公英、土茯苓、苦参、芒硝、马齿苋各 28g。

【用法】药加水适量，浓煎至 500ml，自术后第 1 次大便后立即坐浴，坐浴时将肛门放松，清除粪便，一般坐浴时间以 30 分钟为宜，每日坐浴 1 或 2 次。浴后擦干患处，用无菌敷料覆盖胶布固定。

【功效】解毒清热，止痛消肿。适用于混合痔。

【方解】方中生大黄苦微寒，清热解毒，消痈散结；蒲公英、苦参辛苦寒，清热解毒，消痈肿；马齿苋味酸性寒，清热解毒，消痈肿，善于治疔毒；芒硝敛血；甘草和中，调和诸药。全方重在清热毒兼能利湿，活血化瘀而又止痛。

【加减】若术后肛门水肿，加重芒硝至 50g；若分泌物比较多，加重蒲公英、黄柏、苦参、土茯苓、马齿苋至 50g；若伤面有胬肉，加丹参、红花、乌梅各 16g。

【附记】本方治疗混合痔术后并发症患者 153 例，经用药 5～10 天，均治愈。

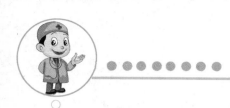

☯ 凉血止血汤（姜凌雪方）

【组成】当归尾 13g，生地黄 28g，地榆 13g，槐花 13g，天花粉 13g，升麻 13g，赤芍 13g，枳壳 13g，黄芩 13g，荆芥 13g，黄连 6g，生甘草 4g。

【用法】每日 1 剂，水煎，分 3 次服。早饭后服用。

【功效】清热燥湿，凉血止血。适用于内痔出血。

【方解】方中生地黄性味甘凉，长于凉血止血，且能祛瘀，是为君药。槐花、黄芩皆能凉血止血；天花粉收涩止血，与君药相配，既能增强澄本清源之力，又有塞流止血之功，皆为臣药。血之所以上溢，是由于气盛火旺，故用黄连、荆芥清热泻火，挫其鸱张之势，可使邪热从大小便而去，使气火降而助血止，是为佐药；重用凉降涩止之品，恐致留瘀，故以地榆配升麻凉血祛瘀，使止血而不留瘀，亦为佐药。全方集凉血、止血、清降、祛瘀诸法于一方，但以凉血止血为主，使血热清，气火降，则出血自止。

【加减】若便血甚者，加白茅根、仙鹤草、白及、侧柏炭；便秘者，加大黄；湿热甚，加蒲公英、栀子、金银花；疼痛明显者，加炙乳香、炙没药、穿山甲、紫花地丁，去生地黄、天花粉；脱肛者，加黄芪、柴胡。